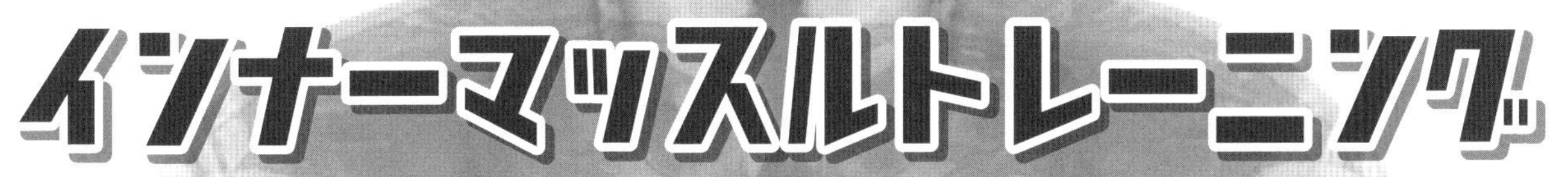

-障害予防・リハビリテーション・パフォーマンス向上のために-

佐々木　誠／田口　晶子　編著

NAP Limited

■著者一覧

佐々木　誠　秋田大学大学院医学系研究科保健学専攻理学療法学講座

田口　晶子　介護老人保健施設ニコニコ苑リハビリテーション部

柴田　和幸　市立秋田総合病院リハビリテーション科

瀬戸　　新　山王整形外科医院リハビリテーション科

小澤　和祥　札幌医科大学大学院保健医療学研究科理学療法学・作業療法学専攻理学療法学分野

序　文

「インナーマッスル」という用語は，わが国においてマスメディアでも取り上げられ広く認識されるようになった。この用語は和製英語であり，海外では “deep muscle” が類似した表現として使用されている。体育系の領域で，そのトレーニングにより身体機能が向上する，基礎代謝が上がる，関節の位置が整ってバランスのよい身体になる，身体を細かく調整することで血行がよくなるなどの効果が謳われている。柔道整復師もインナーマッスルトレーニングが，姿勢や骨配列の修正をもたらし，特に疼痛を伴う障害を改善する効果を強調しており，いくつかの動画が配信されている。理学療法の分野でも，インナーマッスルトレーニングが取り入れられるようになり，いくつかの論文が障害の改善効果を示している。しかし，「インナーマッスル」の定義は不明瞭であり，その効果の証明は十分にはなされていない。

インナーマッスルトレーニングの方法や効果について言及した本は，当初，体育系の著者が出版した part 1（2008 年）と part 2（2010 年）に分かれたものしかなかった。2020 年以降，インナーマッスルトレーニングに関する数冊の書籍が上梓されている。論拠をもって応用されるインナーマッスルトレーニングについて記述された書籍はなく，「インナーマッスルトレーニング」と題する体系化された書籍の出版が必要であると痛感した。それはこの領域が発展途上であること，今後さらに期待されるであろうことなどからである。

本書では，まず「総論」でインナーマッスルの概念を示し，これに分類される筋を概観し，トレーニングの応用例，接骨院での施術や理学療法において対象となる障害，トレーニングによって期待される効果などに言及した。続いて「各論」で体幹，上肢，下肢，骨盤底の部位別に，構造と役割，対象となる疾患・状況，トレーニング方法，期待されるあるいは検討されたトレーニング効果（障害予防効果，リハビリテーション効果，身体パフォーマンスを高める効果）を取り上げた。骨盤底筋のトレーニングでは推奨を後押しするエビデンスが示されているので，それに関しても記述した。なお，イラストと写真を多用して，読者の理解を容易にするよう努めた。

本書は，インナーマッスルトレーニングについて広域に記述されており，体育系・柔道整復・理学療法の専門を目指す学生から長年各分野で活躍している方に示唆を与えるものであり，広い層に読まれることになれば望外の喜びである。

2024 年 7 月

編者を代表して　佐々木　誠

目　次

第１章　総　　論

第２章　各　　論

第2節　上肢のインナーマッスル　31

第3節　下肢のインナーマッスル　59

第１章
総　　論

1. インナーマッスルとは

「インナーマッスル」という用語は，近年よく耳にするようになってきており，一般的にも広く用いられている。「内側の」を意味する“inner”と「筋」を意味する“muscle”を合わせた和製英語と考えられる。海外における“deep muscle”にほぼ相当する。わが国では「アウターマッスル（outer muscle）」に対する語として用いられる。アウターマッスルが表層筋（浅在筋）を意味するのに対して，インナーマッスルは深層筋（深在筋）を表現する用語として使用されている。インナーマッスルに含まれる筋は研究者や報告者によって異なっており，定義づけることは難しく概念と捉えたほうがよいかもしれない。

アウターマッスルは表層にある比較的大きな筋であり，運動や動作に際して大きな力を発揮して関節の動きをつくり出す。一方インナーマッスルは，アウターマッスルの作用を補助するとともに，関節を固定して関節面の動きをスムーズにする安定化の役割がある。アウターマッスルが強い力を発揮し，その分疲労しやすい（タイプII線維が優位）のに対して，インナーマッスルは比較的小さな筋であり持久性に富む（タイプI線維が優位）。いずれの筋も随意的に収縮するが，アウターマッスルに比しインナーマッスルは，無意識下で収縮することも少なくなく関節の固定や姿勢の微細な調整に寄与する。

2. インナーマッスルの種類と役割

インナーマッスルは，脊椎，腰部，腹部，肩関節周囲部，肘関節部，股関節部，膝関節部，骨盤底部など身体各部に存在する。頭長筋，頚長筋，前頭直筋，外側頭直筋（以上，前面頚部筋），大後頭直筋，小後頭直筋，上頭斜筋，下頭斜筋（以上，後面頚部筋），多裂筋，腹横筋，内腹斜筋，横隔膜（以上，体幹筋），棘上筋，棘下筋，肩甲下筋，小円筋（以上，肩関節回旋筋：ローテーターカフ），肩甲挙筋，大菱形筋，小菱形筋，前鋸筋，小胸筋（以上，肩甲胸郭関節関与筋），肘筋，回外筋（以上，肘関節関与筋），大腰筋，腸骨筋，小腰筋，小殿筋（以上，股関節関与筋），梨状筋，上双子筋，下双子筋，内閉鎖筋，外閉鎖筋，大腿方形筋（以上，股関節外旋六筋），中間広筋，膝窩筋（以上，膝関節関与筋），肛門挙筋，尾骨筋，内閉鎖筋（以上，骨盤底筋）がインナーマッスルに含まれる（**図1-1**）。

これらの筋がアウターマッスルとバランスよく機能しないと，関与する部位の疼痛を引き起こし，関節の固定性や姿勢に不備が生じ，理想とする動作を導くことができない。また骨盤底筋は腹部内臓器を支え，体幹のインナーマッスルとともに腹腔を囲み，腹腔の内圧を高めるが，この筋群の筋力低下は尿漏れや骨盤臓器脱をもたらす。障害の予防，リハビリテーションのためにもパフォーマンスの向上のためにも，インナーマッスルのストレッチングや筋力トレーニングが重要である。インナーマッスルをトレーニングすることによって，適度な関節の固定性や可動性，適切な姿勢が獲得でき，その結果，疼痛なく日常生活動作が行えるようになったり，

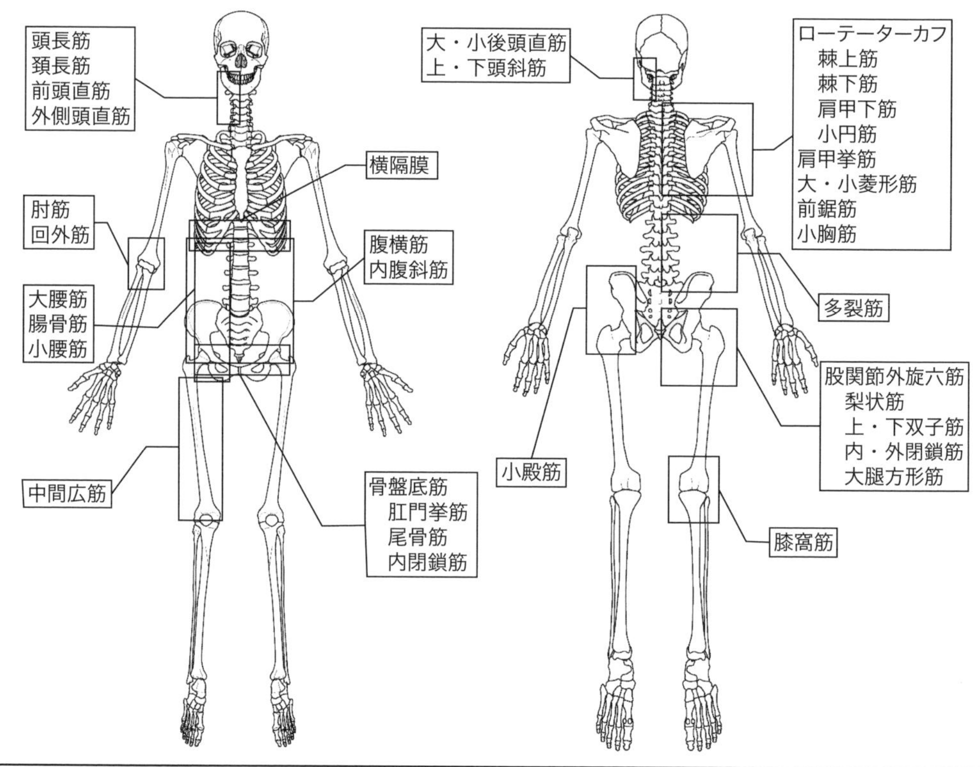

図 1-1　身体各部位のインナーマッスル
インナーマッスルには，前面頸部筋の頭長筋，頸長筋，前頭直筋，外側頭直筋，後面頸部筋の大後頭直筋，小後頭直筋，上頭斜筋，下頭斜筋，体幹筋の多裂筋，腹横筋，内腹斜筋，横隔膜，ローテーターカフ（肩関節回旋筋）の棘上筋，棘下筋，肩甲下筋，小円筋，肩甲胸郭関節関与筋の肩甲挙筋，大菱形筋，小菱形筋，前鋸筋，小胸筋，肘関節関与筋の肘筋，回外筋，股関節関与筋の大腰筋，腸骨筋，小腰筋，小殿筋，股関節外旋六筋の梨状筋，上双子筋，下双子筋，内閉鎖筋，外閉鎖筋，大腿方形筋，膝関節関与筋の中間広筋，膝窩筋，骨盤底筋の肛門挙筋，尾骨筋，内閉鎖筋が含まれる。

スポーツなどレベルの高い身体活動が実施できるようになったりする可能性がある。

3. インナーマッスルトレーニングの重要性

森川[1, 2]は，競技スポーツにおける高いレベルの動きをつくるにはウエイトトレーニングだけでは十分ではないとしている。これまで柔らかくしなやかなパフォーマンスを実現するためにストレッチングが行われてきたが，スポーツ動作時にはアウターマッスルと同時にインナーマッスルが作用し，インナーマッスルを弛緩した状態にするコンディショニングが理想のパフォーマンスに近づけてくれると述べている[1, 2]。例として，股関節と腰部のインナーマッスルが上手く作用すれば，スクワット，ジャンプ，ランニング，サイドステップの際に，大腿四頭筋を利用していったん上体を沈み込ませなくても，殿筋を利用して一動作で素早く効率的に行える[1, 2]こと，バッティングやスウィングの際に，股関節外旋にかかわるインナーマッスルがよく作用すれば，股関節の回旋 → 骨盤の回旋 → 体幹の回旋の連動した動きがスムーズに行え[2)]，続いて上肢の近位から遠位に力が適切に伝達されることなどがあげられている。

インナーマッスルの短縮・過活動や筋力低下は関節の固定を異常なものとし，インピンジメントが生じたり，姿勢やフォームが不良なものになったりし，好ましくない影響を及ぼす。股関節のインナーマッスルがコンディショニングされ腰部のインナーマッスルが十分に作用していると，殿筋を使用した立位での様々なスポーツ動作が行え，下肢末端をリラックスさせて動かすことが可能になり，脚を素早く動かし反応できるようになるだけでなく，シンスプリントやジャンパーズニーなどの障害予防にも繋がる[2)]。

理学療法などの場面では，日常生活やスポーツ動作に伴う障害予防のための指導を行う。加えて，障害が発生した場合の疼痛を除去し，また動作を改善するために，動作の主要筋であるアウターマッスルのストレッチングや筋力トレーニングを行う。しかし，これだけでは十分ではないことをしばしば経験する。関節可動域が拡大し筋力が増強しても，疼痛が取り除かれなかったり，姿勢が修正されなかったり，動作時の左右非対称性が改善しなかったりし，疼痛を取り除く方法，および姿勢・動作フォームを改善させる方略に苦慮することも少なくない。

頚部痛に対するインナーマッスルトレーニングの効果について検討されている。投球障害肩は，肩甲上腕関節や肩甲胸郭関節がインナーマッスル（ローテーターカフや肩甲胸郭関節関与筋）で十分固定され適切な動きがなされないまま過用・誤用されることで生じると考えられている。中高齢者の肩関節周囲炎も肩関節周辺機構におけるインナーマッスルとアウターマッスルのインバランスが関与している場合がある。外側上顆炎(外側型テニス肘)は回外筋のトレーニングによって予防することが期待される。腸骨筋は腸骨内面が起始であり，この筋の短縮は骨盤を前傾させるため腰椎の前弯を増大させて腰痛を引き起こす。腸腰筋は股関節屈曲の主動作筋であり，変形性股関節症患者では他の股関節周囲筋を含めてこの筋を強化することが推奨される。また人工股関節全置換術後・人工骨頭置換術後の股関節は，術式にもよるが屈曲・内転・内旋位が脱臼しやすい肢位とされ，外旋筋の筋力強化は脱臼のリスクを減少させ，術後の運動機能を回復させるかもしれない。中間広筋は，大腿四頭筋のなかの1筋であり，膝関節伸展の一翼を担う。膝窩筋は，膝の後面を走行する筋であり外側半月板にも起始をもち，膝関節の屈曲に際し半月板を後方に引き大腿骨と脛骨の間での挟み込みを防止する役割も担っている。膝窩筋はまた，スパズムを生じると膝後面の疼痛の原因ともなりうる。中高年の女性では3人に1人が尿漏れを経験するとされ，ウィメンズヘルスの分野では，骨盤底筋の筋力低下が尿漏れの要因の1つであると考えられている。インナーマッスルのトレーニングは，身体各部の障害や損傷の発生を予防，治療するための理学療法の介入戦略となる可能性がある。疼痛や機能障害を改善することで日常生活の遂行,ひいてはスポーツ競技への復帰を促し,パフォーマンスを向上させることになると考えられる。

4. インナーマッスルトレーニングの方法・効果・展望

インナーマッスルは深部にあるため体表からの触診が困難であり，伸張や収縮を自覚しづらく，ストレッチングによって伸張されているかどうか，筋力トレーニングによって十分収縮しているかどうか確認することが難しい。インナーマッスルに対するストレッチングは，筋の走行を熟知しリラックスした状態で筋を押圧（ダイレクトストレッチ）するか伸張（インダイレクトストレッチ）するように行う。また筋力トレーニングは，抵抗負荷が大きすぎるとアウターマッスルが大きく動員されインナーマッスルを選択的に収縮させることができないため，横隔膜，腸腰筋，股関節外旋筋，骨盤底筋を除き，低負荷で頻回行うことが原則である。等尺性収縮から等張性収縮へと移行し，可動範囲は中間位から徐々に広げていく。骨盤底筋の筋力強化では，目的とする筋の収縮の感覚を自身で感じ取ること，適切なフィードバックを行うことが重要な鍵となる。

インナーマッスルトレーニングの効果について，アスリートのけがの発生予防が想定されるが，各関節の固定性が増すとしても，スポーツによるけがの発生は偶発性にも影響されるので実証するには困難さが伴う。著者らの検討では，腰部多裂筋を特異的に強化しても静的および動的な座位バランスの向上に繋がらなかった[3)]。しかし，骨盤底筋トレーニングの尿漏れに対する効果の検討を除いてこれまで検討されたことは少なく，インナーマッスルトレーニングの効果を肯定あるいは否定するにはいたっていない。著者らは，インナーマッスルトレーニングが及ぼす身体機能への影響についていくつか検討をしており，多裂筋，腹横筋，横隔膜，骨盤底筋を同時に鍛えると，おそらくは腹腔内圧が高まり，下部脊柱が固定化・安定化されて座位バランスが向上すること[4)]，腸腰筋の筋力増強トレーニングによって脊柱後弯症の患者の脊柱のアライメントが改善することで脊柱全体のアライメントが正常に近づき，足の台への上げおろし課題や歩行の能力に良い影響を及ぼすこと[5)]を示してきた。

インナーマッスルトレーニングが理学療法などでさらに頻繁に活用されれば，頚部痛，腰痛，肩甲骨周辺部痛，肩関節痛，テニス肘，股関節痛，股関節の脱臼，膝後面の疼痛，半月板損傷，尿失禁などを予防し，これらが発生した場合の有力な治療戦略となる可能性がある。またインナーマッスルトレーニングの理学療法などへの適用により，姿勢や動作のフォームを改善しパフォーマンスを高めるかもしれない。予防的理学療法，治療的理学療法，高い身体活動を実現するための理学療法などとして，インナーマッスルトレーニングは大きな可能性を秘めている。

文　献

1）森川　靖：インナーマッスルを使った動きづくり革命 part 1．あほうせん，東京，2008.
2）森川　靖：インナーマッスルを使った動きづくり革命 part 2．あほうせん，東京，2010.
3）堀切悟史，佐々木誠：多裂筋の筋機能トレーニングが坐位バランスの安定化に及ぼす影響．理学療法科学，23: 477-480, 2008.
4）Hsu S-L, Oda H, Shirahata S, et al.: Effects of core strength training on core stability. J Phys Ther Sci, 30: 1014-1018, 2018.
5）佐藤佑樹，佐々木誠，大沢真志郎：脊柱後彎高齢者における腸腰筋トレーニングが脊柱後彎ならびに身体機能・能力に及ぼす効果．理学療法ジャーナル，55: 109-114, 2021.

（佐々木　誠）

第２章
各　　論

第１節
体幹のインナーマッスル

はじめに

体幹のインナーマッスルとして，腹横筋，多裂筋，横隔膜，骨盤底筋の４つが注目されている。骨盤底筋については第４節で解説するのでここでは腹横筋，多裂筋，横隔膜を中心に述べる。また，体幹に属する骨として頚椎，胸椎，腰椎，仙椎，尾椎がある[1]。したがって，本節では頚部も体幹に含め，頚部のインナーマッスルについても解説する。

「インナーマッスル」とは，身体の深いところに位置する筋で深層筋（深在筋）のことを指すが，身体の各部位でどこからが深部でどこまでが表層なのかについては明確にされていない。また，「体幹」という用語の定義も曖昧である。曖昧というよりも様々な定義があるといったほうがよいかもしれない。体幹に頭部・頚部を含めるものや含めないもの[2]，頚部，胸部，腹部，腰部を含むものとするもの[3]などがある。さらに，セラピストやスポーツトレーナーなどによって，その他の様々な定義が使用されている。体幹を意味する「コア」という用語にも混乱がみられる[4]。コアの定義も研究者や報告者によって異なり，コアを腹横筋，多裂筋，横隔膜，骨盤底筋であるとする報告も多いが，上下肢以外を除いたすべてとするもの（コアの進化的な役割を考え頭部も含めるとする考え方）もある[5]。

「インナーマッスル」を定義づけることが難しく，概念と捉えたほうがよいとするならば，「体幹」も「コア」も定義づけることが困難であり，同じく概念と捉えたほうがよいかもしれない。本節では，主な体幹のインナーマッスルを腹横筋，多裂筋，横隔膜，骨盤底筋と限定したうえで，頚部筋も含め，その構造や役割，対象となる疾患について説明し，体幹のインナーマッスルを対象としたトレーニングの方法や効果について，ガイドラインの見解なども踏まえながら説明していく。なお，腹横筋，多裂筋，横隔膜，骨盤底筋の４つをインナーユニット（inner unit）と呼ぶ[5]。

1．構造と役割

(1) 腹横筋

腹横筋は，1989 年に Cresswell ら[6]が脊椎の安定性（spinal stabilization）における腹横

筋の役割を明らかにして注目されるようになり[5]，1997年にHodgesとRichardson[7〜9]によって「腹横筋の筋活動は四肢の運動が始まる前に先立って生じる」というフィードフォワード作用（feedforward manner）がはじめて報告された。これは，健康な腰部をもつものでは腕が上がる数ミリ秒前に腹横筋が活動するが，腰痛患者の場合には腹横筋の早期の活動がみられないというものである。この腹横筋の活動は，脊椎の安定性を制御するために中枢神経系によって用いられるストラテジー（方略）である可能性があると思われた。また，脊柱起立筋に負荷が加わる前に腹横筋の収縮を開始することによって，外乱に対する準備を行っていると考えられた[7〜9]。1998年に出版されたHodgesも共著者になっている書籍『Therapeutic Exercise for Spinal Segmental Stabilization in Low Back Pain』は2002年に翻訳されている[10]が，そのなかで，腹横筋が脊椎の安定性を維持するためのメカニズムについて，以下のように説明されている。

①腹横筋は四肢の土台部分である体幹を固定して安定させるための筋活動を四肢の運動に先行して行っている。

②腹横筋は横隔膜とともに腹腔内圧を上昇させ，脊椎の安定化に寄与する。

③腹横筋は胸腰筋膜を緊張させ，脊椎の安定化に役立つ。

④腹横筋は他の体幹筋から独立して機能する。腹横筋は対象者が動くことがわかるとすぐに活動を開始する。したがって，腹横筋の反応は，他の表在筋よりも処理する必要のある情報が少ない基礎的な反応である。

2008年，Allisonら[11]は，「過去10年間，腹横筋の単独の活性化とそれが腰部と骨盤の安定性にどのように寄与するかに焦点があてられてきた」と述べている。また，2009年のNew York Timesの記事では，「体幹の健康は腹横筋がすべてだという考えがジムやピラティスのクラスに広まった」と話す大学の准教授のコメントを載せている[12]。2010年，Lederman[13]は，Hodgesらの研究結果から「脊椎の安定性のためには，他の筋よりも腹横筋が特に重要である」という仮説がピラティスなどの影響も受け浸透したとしている。このように，体幹の安定性（core stability）のための運動のなかでも，腹横筋が注目されてきた歴史がある。多くの研究者は，腹横筋が脊椎の安定化において中心的な役割を果たしていると考えている[14]。

腹横筋は腹筋のなかで最も深層にあり，内腹斜筋に覆われている。第7〜第12肋軟骨の内面，胸腰筋膜，腸骨稜の内唇，鼠径靱帯の外側部から起こり，筋束は前方に横走する。停止は腹直筋鞘である。第1の作用は，下位6肋骨を下に引き，腹圧を高めることである[2]。その他，発声，呼吸，排便，嘔吐などのために腹腔内の圧力を制御する働きがある。また，鼠径管の後壁を形成し，内臓が飛び出すのを防いでいる。さらに，腹横筋は呼吸に関与し，呼気と吸気の両方に役割を果たす。腹横筋の活性化は，呼吸反射のみに依存するのではなく，課題の状況や予測的な姿勢調整にも影響される[14]。腹横筋は線維の走行が横方向のため，脊椎を屈曲させたり伸展させたりできない[15]。腹横筋の筋層の平均的な厚さは2.2 mm（男性2.4 mm，女性1.9 mm）[16]である。腹腔は肋骨弓・脊椎・骨盤からなる強固な構造と，腹壁，腰部多裂筋，横隔膜，骨盤底筋からなる柔軟な構造により構成される（**図2-1-1**）。

腹腔内容物と壁の状況によって生じる静的な圧が腹腔内圧である。腹腔内圧は，腹腔内に

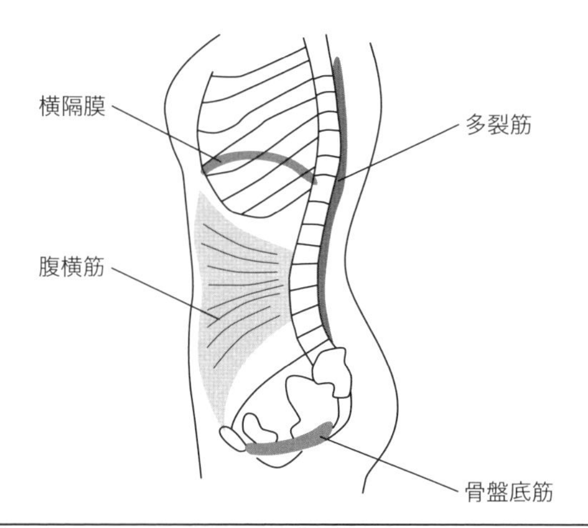

図 2-1-1　腹腔を構成する主なインナーマッスル（文献 17 より引用）
横隔膜，腹横筋，多裂筋，骨盤底筋からなるインナーユニットが，腹腔内圧（intraabdominal pressure : IAP）を高めると考えられている。

穿刺針を刺入することで直接測定できるが，間接的に膀胱内圧（フォーリーカテーテルを使用），胃内圧（経鼻胃管または胃瘻カテーテルを使用），直腸圧（バルーンカテーテルを使用），子宮内圧などで測定することができる[18, 19]。これらの測定法のなかでも経尿道的測定は，簡便性，信頼性，一貫性，費用の面から優れており，また確実に推定できる低侵襲な方法である[19, 20]。通常，腹腔内圧はおよそ 5 ～ 7 mmHg である[21]。

腹腔内圧は，過去数十年間でかなり注目を集めた生理学的パラメータである[22]。1989 年，Cresswell ら[23] は，体幹の等尺性屈曲時および伸展時には，中間位保持時と比較して腹腔内圧が増加することを確認した。また，1992 年の研究[24] では，腹横筋が体幹屈曲時および伸展時に活動していることを見出した。このことから腹横筋は腹腔内圧を産生し，腰椎安定性に関与する可能性があると結論づけた。しかし，腹筋と腹腔内圧の役割，特に伸展運動中の明らかに拮抗的な腹筋の活性化については依然として謎に包まれている[25]。

腹腔内圧に関しては様々な仮説があるが，そのうち現在，議論となっているものについて以下に述べる。

Cresswell ら[23] は，体幹の等尺性屈曲時および伸展時に腹腔内圧が増加することを確認したが，1998 年，蒲田[26] は，体幹伸展では腹腔内圧との強い相関があったが，体幹屈曲では腹腔内圧の上昇はみられなかったと報告した。

Hodges ら[27] は，対象者を背臥位にし，横隔神経を介した横隔膜への電気刺激によって腹腔内圧を一時的に増加させたときの脊椎レベルのモーメントを測定した。その結果，腹部および腰部の伸筋には筋電図活動はみられなかった。体幹を屈曲させた状態で自発的に生成できる最大腹腔内圧振幅の約 15% まで腹腔内圧を人為的に増加させると，体幹伸展モーメント（約 6 Nm）が記録された。効果の大きさは圧力の増加に比例した。そして，この伸展モーメントの結果，脊柱起立筋の活動が低下し，脊椎の負荷が軽減されることが示されたとした。それに対して McGill[28] は，腹腔内圧の上昇は腰椎の負荷をかえって増大させる可能性があり，腹腔内圧は脊椎の負荷を減少させるわけではなく，脊椎の剛性を高めて座屈に抗するように作用すると述べている。

1964年のNachemsonらの研究[29]以来，腹腔内圧上昇に伴って椎間板内圧も上昇するという研究結果が多いが，2021年，Guoら[30]は，腹腔内圧と椎間板内圧の負荷軽減との関係は依然として議論の余地があるとしている。また，McGill[28]は，腹腔内圧の上昇は脊椎の圧縮力を減少させるわけではないと述べている。

McGill[28]は，いくつかの研究が，腹腔内圧が腰部伸筋群の活動に影響を及ぼすという考え方に終止符を打ったと述べている。

Hodgesら[31]は，腹腔内圧が骨盤底筋を押し下げ，横隔膜を押し上げることで伸展モーメ

【腹腔内圧のフィードフォワード作用】

2004年，Hodgesら[31]は，腹横筋と同じように腹腔内圧にも上下肢の動きに先立って働くフィードフォワード作用があることを報告した。手足をさまざまな方向に動かすと，フィードフォワード姿勢調整の一環として，手足の動きに先立って腹腔内圧が増加する。ただし，圧力増加のタイミングと振幅は動かす方向によって異なる。体幹に屈曲または伸展モーメントが生じると，体幹筋活動開始後，非常に短い潜伏期間で腹腔内圧が増加することも報告されている[32]。

【バルサルバ法】

バルサルバ法はバルサルバ手技（Valsalva maneuver）ともいう。排便時のいきみのように，息が漏れないようにした状態で思い切り息を吐き出そうとする動作のことを指す[33]。McCartney[34]は，リフティングにおけるバルサルバ法の効果を研究し，疲労がない場合，80～85％1 RM未満の強度で持ち上げる際は，バルサルバ法をほとんど利用しないが，リフティングの強度が高くなると，体幹を安定させ，必要な力の生成を容易にするために，バルサルバ法がほぼ必須になる。非常に重いものを持ち上げる場合，胸腔内圧は100 mmHgを超えることがあると述べている。

【腰部ベルト装着】

2023年，Bernierら[35]は，腰部ベルトが作業中の腰部の筋疲労を軽減できる根本的なメカニズムは完全には明らかになっていないと述べている。腰部ベルトは腰部圧迫を促進し，それによって脊椎の負荷を軽減し，安定性を高めると考えられる[25]。Miyamotoら[36]は，バルサルバ手技中および最大等尺性挙上運動中に腹部ベルトを着用することにより，脊柱起立筋の筋内圧が大幅に増加したことを報告し，脊柱起立筋の筋内圧の増加により腰椎が安定すると仮定すると，腹部ベルトの着用は持ち上げ動作中の安定化に寄与する可能性があると結論づけている。

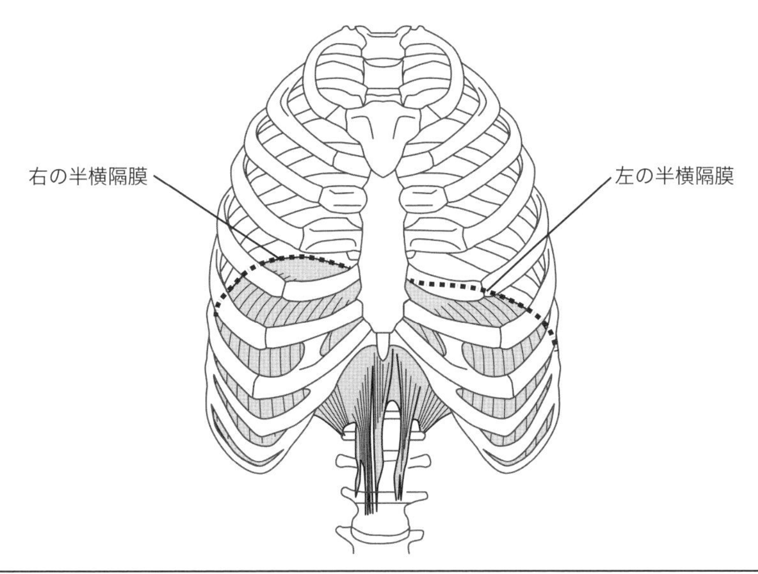

図 2-1-2　横隔膜の位置と構成
横隔膜はドーム状に盛り上がっている。左右の半横隔膜からなり，それぞれ右と左の横隔神経（C3–C5 神経根）によって神経支配されている。起始部は胸椎部，肋骨部，胸骨部に分けられ，停止は中央の腱膜（腱中心）である。厚さは約 2 mm，安静呼吸でドームの中心は頭尾方向で約 2 cm 移動し，最大深呼吸で約６～７ cm 移動する。

ントを提供し，脊椎を伸ばすことができると提案された当初は，多くの研究者が否定的であったが，より最近の生体力学的モデルでは，伸展モーメントを生み出す可能性があることを示していると述べている。

(2) 横隔膜

横隔膜は主要な呼吸筋であり，胸腔と腹腔を隔てる膜状の筋で，哺乳類に特有の骨格筋である[2, 37]。横隔膜はドーム状に上方に盛り上がっており，膜の周辺部は筋からなっており，中心部は腱膜からなっている。吸気時には横隔膜が収縮し，平らになって胸腔が広がり，空気が肺に引き込まれる。これは，横隔膜が平らになることで大気圧より低い陰圧が胸腔内に発生するためである。この陰圧により，肺への空気の移動が容易になる。呼気時には横隔膜は弛緩して胸腔内は狭くなり，空気が肺から受動的に流れ出るようになる[38]。胸腔内および腹腔内の圧力勾配の変化に関与することで，排便や嘔吐などの排出操作で追加のパワーを提供している[39]。

横隔膜は「右の半横隔膜」と「左の半横隔膜」の２つに分かれており（**図 2-1-2**），それぞれ右と左の横隔神経（C3–C5 神経根）によって神経支配されている[40]。起始部は３ヵ所，胸椎部，肋骨部，胸骨部に分けられ，停止は膜の中央の腱膜（腱中心）である[2]。厚さは約２ mm，安静呼吸でドームの中心は頭尾方向で約２ cm 移動し，最大深呼吸で約６～７ cm 移動する[41, 42]。

横隔膜は腹横筋とともに四肢の動きの前に腹腔内圧を上昇させ脊椎の安定化に寄与する[10]。

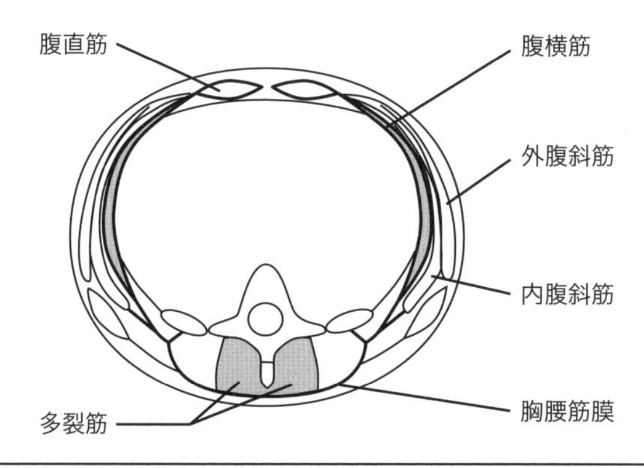

図 2-1-3 筋膜コルセット（深部筋コルセット）（文献 46 より引用）
腹横筋，多裂筋，胸腰筋膜との間に形成される輪。腹横筋が両側性に収縮し，多裂筋が等尺性収縮することにより胸腰筋膜を緊張させることができる。

横隔膜は横隔膜脚の線維を介して脊椎に解剖学的に直接接続されているが，体幹を自発的に動かすことはできない。ただし，その収縮は腹腔内圧の増加によって脊椎の安定性に関与している[41]。

横隔膜はこの姿勢制御機能と換気機能の２つの機能を同時に行っている。呼吸筋の機能に対する要求が増大すると，必然的にもう１つの機能が失われ，多くの場合，呼吸筋としての機能が優先され姿勢を保持するための役割が低下する。Hodges ら[43] と Vostatek ら[44] は，呼吸に対する要求が増加すると腰部の安定性における横隔膜の役割が低下することを観察した。

横隔膜の高さが右半横隔膜で高く左半横隔膜で低い理由について，1920 年代から解剖学者の間で論争があった。肝臓があることによって右半横隔膜が押し上げられているという説と，心臓があるために左半横隔膜が押し下げられているとの説があるが，現在では後者の説が有力である[45]。

(3) 胸腰筋膜

腹横筋は胸腰筋膜を介して骨や靱帯に付着しており，胸腰筋膜が脊柱の安定性強化に関与していることに疑いの余地はない[28]。インナーユニット（腹横筋, 多裂筋, 横隔膜, 骨盤底筋）とともに，腹腔内圧の変化に関与している。腹横筋の後方は胸腰筋膜を介して腰椎に付着する。

齋藤[46] は，腹横筋と多裂筋の同時収縮と胸腰筋膜との間に形成される輪を筋膜コルセット（深部筋コルセット）と呼んだ（**図 2-1-3**）。腹横筋が両側性に収縮すると同時に後方の腰部多裂筋が等尺性に収縮することにより，胸腰筋膜を緊張させることができると説明している。胸腰筋膜はいくつかの層の複合体であるが，多くの解剖学者によって３層モデルと２層モデルにモデル化されている[47]。報告により多少異なる命名法が使用されているため，生体力学の研究の解釈を妨げる混乱が生じている。この構造に関する説明に，２層モデルまたは３層モデルのいずれかが使われることが多いが，３層モデルは最近の研究者も含め，多数の研究者によって支持され，最も一般的に使用されるモデルである（**図 2-1-4**）[48]。

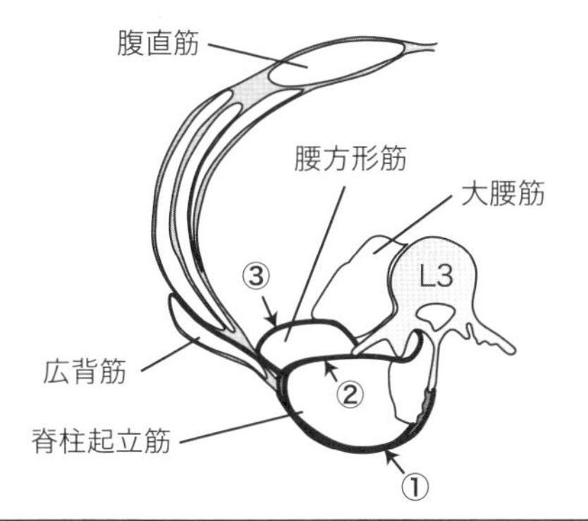

3層モデル		2層モデル
後葉	①	後葉
中葉	②	前葉
前葉	③	横筋筋膜

図 2-1-4　胸腰筋膜の 2 層モデルと 3 層モデル（文献 48 より引用）
胸腰筋膜は後葉，中葉，小葉の 3 つに分けられる。最近では一般的に 3 層モデルのほうが支持されている。

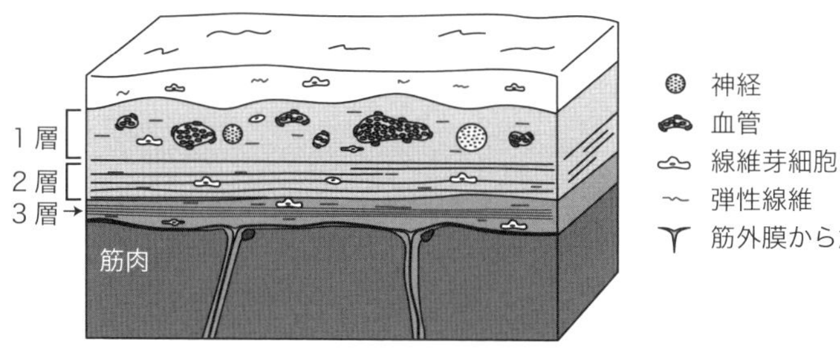

図 2-1-5　深筋膜の 3 層構造（文献 49 より引用）
深筋膜は 3 つの層に分けられ，第 1 の層は血管とともに様々な方向に伸びるコラーゲン線維によって形成され，第 2 の層は単一のまっすぐで太いコラーゲン線維で形成され，第 3 層では細いコラーゲン線維がまっすぐに伸びていた。

2023 年，Imazato ら[49] は，凍結固定技術と低真空走査電子顕微鏡（LVSEM）を用いて，深筋膜の微細構造について報告した。長年にわたり筋を単に包み込む構造であると認識されてきた深筋膜は，それぞれ異なる特徴を有している 3 つの層に分けられることが明らかになった（**図 2-1-5**）。第 1 層は豊富な赤血球を含む血管とともにさまざまな方向に伸びるコラーゲン線維によって形成され，第 2 層は単一のまっすぐで太いコラーゲン線維で形成されていた。第 3 層は細いコラーゲン線維がまっすぐに伸びていた。筋外膜は薄い多層のコラーゲン層とは異なり，筋周膜と繋がっていた。さらに，深筋膜は筋外膜とは独立した構造であることも示された。深筋膜の最初の表層に豊富な血管と神経が含まれていることが確認された。これらの所見は，おそらく皮膚への血液供給としての筋膜の役割と，痛みの原因の可能性を示していると考えられると結論づけている。

(4) 多裂筋

腰部多裂筋は，仙骨後面，上後腸骨棘，腰椎乳様突起，副突起から起始し，棘突起に停止する腰部の最も内側にある背筋である。腰椎の伸展，回旋，側屈，固定性に作用している。最も

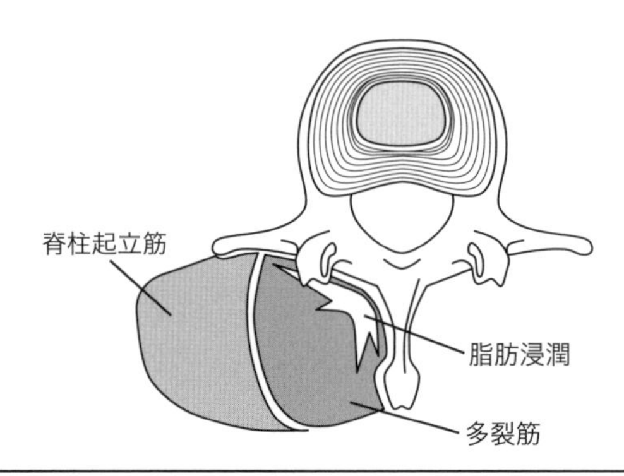

図 2-1-6　多裂筋の脂肪浸潤（文献 55 より引用）
脂肪浸潤は主に深層部で起こる。

深く最も小さな背筋には多裂筋のほかに棘間筋，横突間筋がある。多裂筋を含むこれらの筋は脊椎の２～３個の椎骨にまたがるだけであり，モーメントアームが短いため，脊椎の全体的な動きには関与していないとされており，腰椎屈曲に抗して脊椎を安定させる役割があると考えられている[50)]。

慢性腰痛患者では特に腰部多裂筋と腹横筋が萎縮し，筋断面積が縮小することが明らかにされており，背筋の構造に広範囲にわたる変化がみられ，腰部多裂筋での脂肪の断面積が増えること（脂肪浸潤）も示されている[51)]。多裂筋の筋線維タイプの割合に対する所見は様々であり，タイプⅠ線維（遅筋線維）の割合が減り，タイプⅡ線維（速筋線維）の割合が高くなったという報告もあるが，差はなかったとする報告もあり一致した見解は得られていない[52)]。

2002 年，Moseley ら[53)] は，腰部多裂筋を深層線維（deep fiber）と表層線維（superficial fiber）に分け，筋内電極と表面電極を使用した実験を行った。その結果，表層多裂筋は腰椎の伸展と腰椎の前弯の制御に寄与し，深層多裂筋は分節間の動きの制御に関与しており，深層線維と表層線維で異なる機能があることを見出した。2006 年，MacDonald ら[54)] は，「最近，運動療法において多裂筋の浅層線維よりも深層線維に焦点が当てられている」と述べ，表層線維と深層線維の違いについて注目していることがうかがえる。

表層線維は３～５の椎骨にまたがる長い筋線維（long fiber）であり，モーメントアームが長く，腰部の側屈・伸展に作用し，深層線維は２つの椎骨にまたがる短い筋線維（short fiber）であり，モーメントアームが短いため，主に分節制御に関与する[52)]。脂肪浸潤は主に深層部で起こる（**図 2-1-6**）[55)]。

(5) 頚部のインナーマッスル

頚部痛がある場合，深部の頚部屈筋である頭長筋と頚長筋の働きが最もしばしば制限されることが明らかになり[56)]，これらの筋が注目されてきた。頭長筋の主な解剖学的作用は環椎後頭関節（頭蓋と第１頚椎）の屈曲であるのに対し，頚長筋の主な作用は頚部前弯の平坦化である[57)]。このことにより開発されたのが，圧力センサーを頚部に敷いて行う顎引き運動（chin tuck movement）である[56)]。頚長筋と頭長筋は姿勢制御のための固有受容器を多く有してい

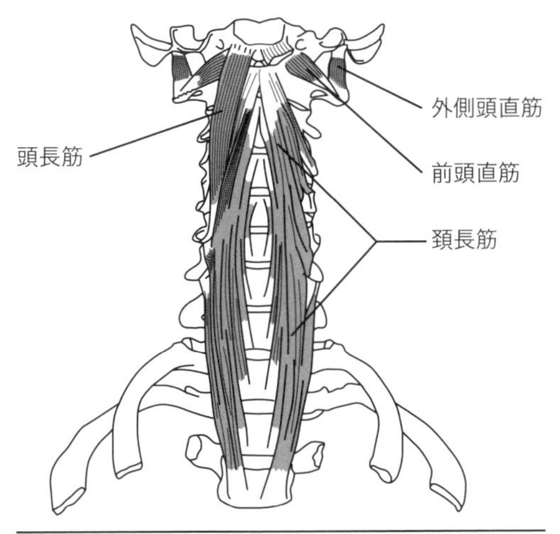

図 2-1-7　頸部前面のインナーマッスル
頸部前面のインナーマッスルは前頭直筋，外側頭直筋，頭長筋，頸長筋からなる。

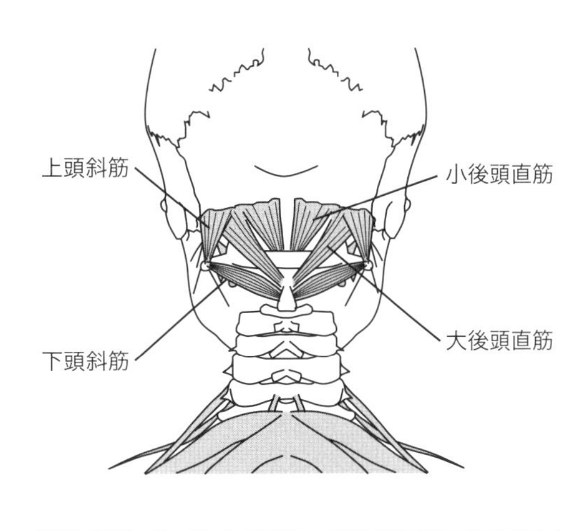

図 2-1-8　頸部後面のインナーマッスル
頸部後面のインナーマッスルは大後頭直筋，小後頭直筋，上頭斜筋，下頭斜筋からなるが，これらは背部の筋に分類されることもある。

る可能性があり，頭頸部の位置感覚やバランスをサポートする役割を果たしている[58)]。

頸部の筋は頸部の表層にある浅頸筋と深層にあって頸椎の両側あるいは前・後面に位置する深頸筋との２つに分類される。広背筋，胸鎖乳突筋，舌骨上筋群，舌骨下筋群は浅頸筋である。側面・前面の深頸筋は斜角筋群（前斜角筋，中斜角筋，後斜角筋）と椎前筋（前頭直筋，外側頭直筋，頭長筋，頸長筋）からなる（**図 2-1-7**）。後面の頸部筋（大後頭直筋，小後頭直筋，上頭斜筋，下頭斜筋）は背部の筋に分類されることもある（**図 2-1-8**）[2)]。

分離した身体単位として考えらえることが多いが，実際には頸部は脊椎の上方部分である。成人の頭部は通常６～７ kg であるが，頭部を支えるためには，頭部と肩甲帯に付着する強靱な筋と靱帯が必要となる[58)]。

各筋の起始，停止，作用は以下の通りである。

- 前斜角筋
  起始：第３～第４頸椎横突起
  停止：第１肋骨前斜角筋結節
  作用：肋骨を引き上げ，胸郭を広げる
- 中斜角筋
  起始：第３～第７頸椎横突起
  停止：第１肋骨の鎖骨下動脈溝の後方の隆起
  作用：肋骨を引き上げ，胸郭を広げる
- 後斜角筋
  起始：第４～第７頸椎横突起
  停止：第２肋骨の外側面
  作用：肋骨を引き上げ，胸郭を広げる

- 前頭直筋

  起始：環椎の外側塊および横突起

  停止：後頭骨の底部

  作用：頭部の前屈・回旋

- 外側頭直筋

  起始：環椎の横突起

  停止：後頭骨の頚静脈突起

  作用：頭部の側屈

- 頭長筋

  起始：第３～第６頚椎の横突起の前結節

  停止：後頭骨の底部

  作用：頭部の前屈

- 頚長筋

  起始：上斜部（第３～第５頚椎横突起），下斜部（第１～第３胸椎椎体），垂直部（第１～第３胸椎および第５～第７頚椎椎体）

  停止：上斜部（環椎前弓の前結節），下斜部（第５～第６頚椎横突起の前結節），垂直部（第２～第４頚椎椎体）

  作用：頚部の屈曲・側屈

- 大後頭直筋

  起始：軸椎の棘突起

  停止：後頭骨下項線の中央部

  作用：頭を後方に引く，頭部の回旋

- 小後頭直筋

  起始：環椎の後結節

  停止：後頭骨下項線の内側

  作用：頭を後方に引く，頭部の回旋

- 上頭斜筋

  起始：環椎の横突起

  停止：後頭骨の下項線

  作用：頭部回旋

- 下頭斜筋

  起始：軸椎の棘突起

  停止：環椎の横突起

  作用：頭部回旋

深層の頚椎屈筋（頭長筋，頭直筋，頚長筋）は，頭部の屈曲（うなずき；nodding）を可能とし，これは顎引き運動と呼ばれる[59]。深部の頚部屈筋群（頭長筋，頚長筋）と表層

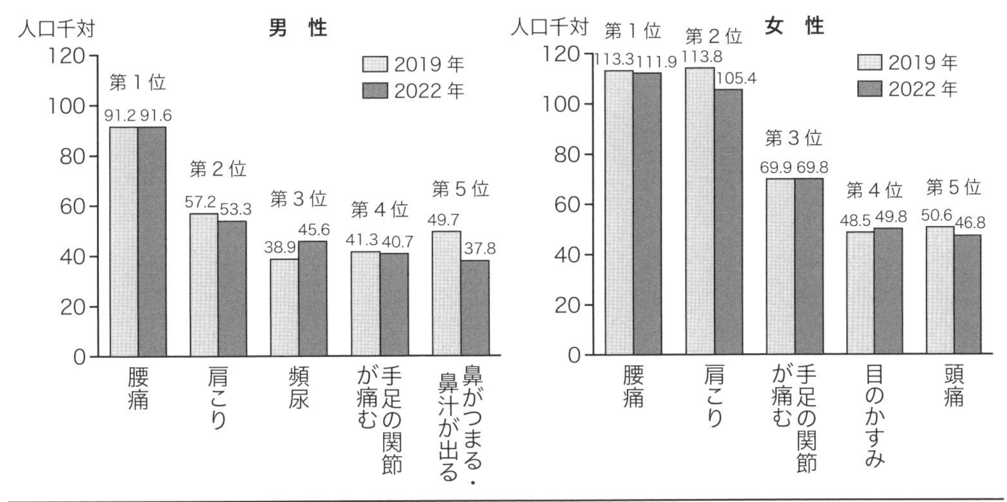

図 2-1-9　性別にみた有訴者率の上位 5 症状（複数回答）（文献 60 より引用）
注：有訴者には入院者は含まないが，有訴率を算出するための分母となる世帯人員には入院者を含む。
腰痛は男女とも愁訴の第 1 位を占めている。特に社会保健施設や医療保健業が含まれる保健衛生業の職場では腰痛症が増加を続けており，わが国における国民的疾患の 1 つであるといえる。

の屈筋群（胸鎖乳突筋，その他）とを区別することが重要である。頚部痛患者が頭頚部を屈曲すると表層にある胸鎖乳突筋の活動が有意に増加したとの結果が示されており，この代償動作が出ていないかを観察するためである。深部の頚部屈筋群は顎引き運動と頚椎前弯および頚椎関節の支持の働きをし，表層の屈筋群は頚椎の屈曲（cervical flexion）の働きをする。

2. 対象となる疾患・状況

(1) 腰痛症（非特異的腰痛）

2022 年の国民生活基礎調査の概況[60]において，腰痛は男女とも愁訴の第 1 位を占めている（**図 2-1-9**）。また，全職業の職場における腰痛発生件数は，1978 年をピークに経年的に減少しているが，社会保健施設や医療保健業が含まれる保健衛生業では増加を続けている[61]。以上より，腰痛症はわが国における国民的疾患の 1 つであり続けていると考えられる。インナーユニットを構成する腹横筋，多裂筋，横隔膜，骨盤底筋のトレーニングは，腹腔内圧を高めることによって腰部脊柱の安定化を通じて，腰痛を予防あるいは改善することが期待される。

(2) 慢性頚部痛（非特異的頚部痛）

頚部痛は，近年のパソコンなど情報技術（IT）の発展に伴い，長時間にわたって同じ姿勢で椅子に座るなど，生活習慣の変化により増加している疾患であると推察される。慢性化することも多く，重症化すると頭痛や睡眠障害にいたることもある。頭の重さは体重の 10%程度（6

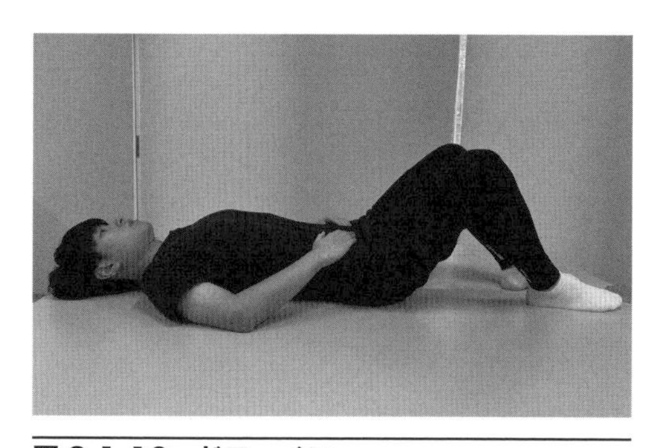

図 2-1-10 ドローイン
背臥位になり，息を吐きながらお腹をへこませる。臍を背骨に近づけるイメージで呼吸しながら 30 秒間保持する。

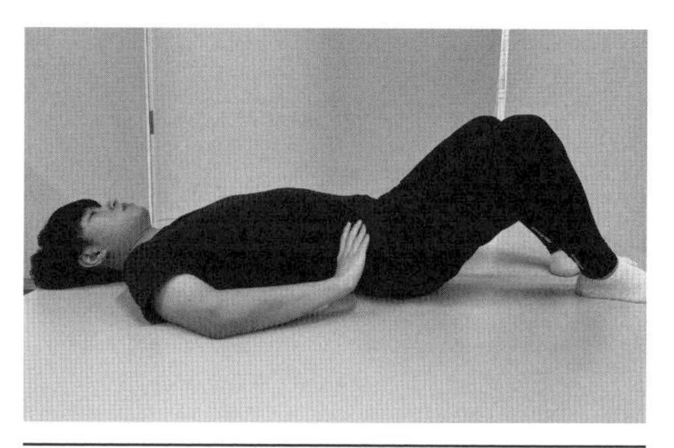

図 2-1-11 ブレイシング
McGill の推奨する腹部のエクササイズ。背臥位になり，手を腹部の側面に置き，手を外側に押し出すように腹部に力を入れる。呼吸しながら 30 秒間保持する。

～7 kg）とされていることから，頚部筋は比較的重い重量を垂直姿勢で支えていることになる。

3. トレーニング方法

(1) 腹横筋，多裂筋のトレーニング
ー脊柱安定化運動（体幹安定化運動，コアスタビリティトレーニング）ー

Hodges らの研究[62]により，慢性腰痛患者における腹横筋の筋活動の遅れや，けがや痛みによって体幹筋の動作戦略が変化することなどが明らかになり，特に腹横筋が重要であるという仮説が生まれた。この仮説により，ジムやクリニックでドローインエクササイズとブレイシングエクササイズがアスリートに対してのけがの予防，患者に対しての腰痛治療として指導することが世界的に広まった[13]。

ドローインは，Hodges が推奨したエクササイズであり，息を吐きながら下腹部の引き込み動作を行うことで腹横筋を収縮させる。それにより脊柱の分節的安定性が増すことで，動作に先行する体幹の筋収縮が円滑に起こり，その結果，腰痛予防・改善が期待できる（**図 2-1-10**）。「臍を背中まで引き込んでください（pull navel-to-spine）」というような説明で指導されることが多い。

ブレイシングは，McGill が推奨したエクササイズであり[63]，息を吐きながら，腹部全体を引き締めるように，腹横筋をはじめ内腹斜筋，外腹斜筋や腹直筋を同時に収縮させる方法である（**図 2-1-11**）。

脊椎安定化運動は体幹の深層筋である腹横筋や多裂筋などを特異的にトレーニングする方法である。臥位で腹横筋と多裂筋を収縮させる静的な方法と，両筋を収縮させて脊柱を中間位に保持した状態でブリッジ，四つ這い位などを実施する動的な方法がある。

McGill の推奨する運動としてビッグ 3 エクササイズがある[64]。これは，カールアップ（**図**

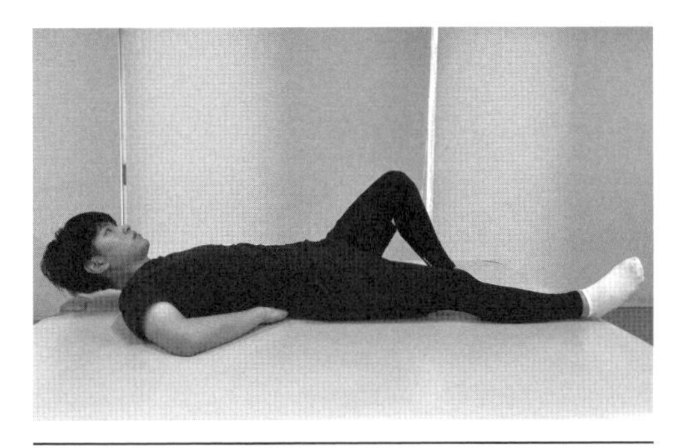

図 2-1-12　カールアップ 1
McGill のビッグ３エクササイズの１つ。背臥位になり，両手を腰部にあてる。片方の膝関節を 90° 屈曲し，そこから頭部と肩を少しだけ床から離す。頚椎は屈曲させない。回旋の中心は胸椎である。

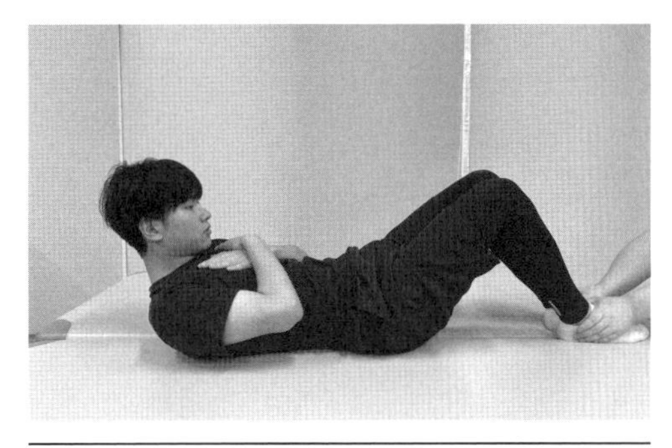

図 2-1-13　カールアップ 2
McGill のビッグ３エクササイズの１つ。背臥位になり，両手を胸部にあてる。両膝関節を 90° 屈曲し，そこから頭部と肩を少しだけ床から離す。頚椎は屈曲させない。回旋の中心は胸椎である。

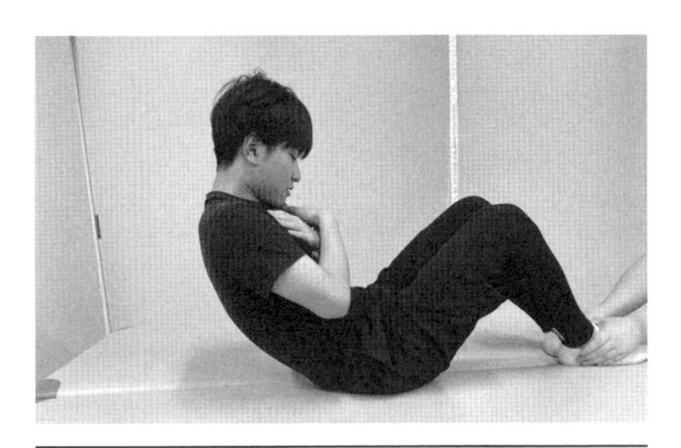

図 2-1-14　カールアップ 3
McGill のビッグ３エクササイズの１つ。背臥位になり，両手を胸部にあてる。両膝関節を 90° 屈曲し，そこから頭部と肩を床から離す。頚椎は屈曲させない。回旋の中心は胸椎である。

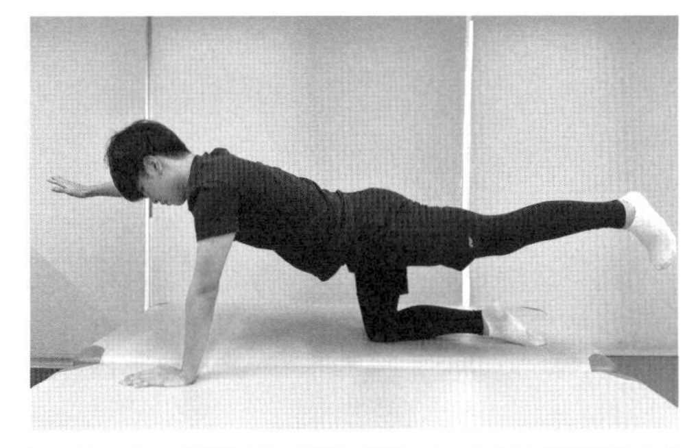

図 2-1-15　バードドッグ
McGill のビッグ３エクササイズの１つ。四つ這い位をとり，右手と左足を上げた状態で 10 秒間保持する。次に手足の左右を変えて 10 秒間保持する。腹部はブレイシングしながらが行う。

2-1-12～**図 2-1-14**），バードドッグ（**図 2-1-15**），サイドプランク（**図 2-1-16**，**図 2-1-17**）の３つである。これらビッグ３エクササイズやブリッジ（**図 2-1-18**）などをドローインをしながら実施する方法[65, 66]と，ブレイシングをしながら実施する方法[67, 68]がある。

Hodges ら[69, 70]は，セラピストは筋力と持久力を誘発するのに十分な負荷でトレーニングすることを目指す必要があることを改めて確認し，多裂筋のトレーニングについて，低負荷のトレーニングでは多裂筋の筋断面積を回復するには不十分であり，多裂筋の肥大を引き起こし，痛みや障害を軽減するためには，運動パターンを改善する必要があり，低負荷のトレーニング後に段階的に負荷を上げて適用することが重要であるとした。そして，そのようなトレーニングにより脂肪の浸潤も軽減する可能性があるとしている。ダンベルなどの外部負荷を用いたり（**図 2-1-19**），柔らかいボールの上など不安定な支持面で運動プログラムを行ったり（**図 2-1-20**）することで，筋活動に必要な負荷を調整することができる[71]。同じ運動プログラ

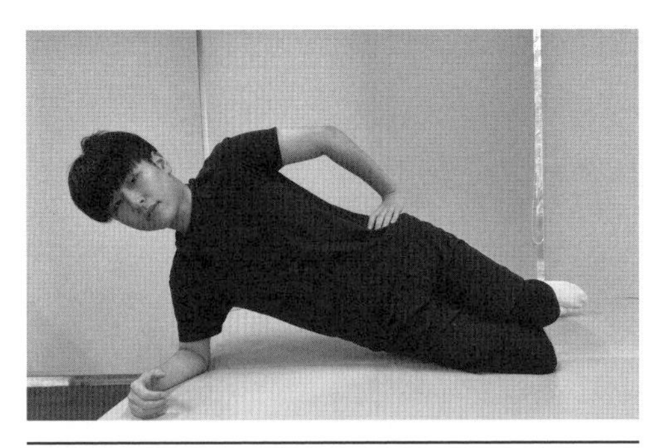

図 2-1-16 サイドプランク1
McGill のビッグ 3 エクササイズの 1 つ。側臥位から膝関節を 90° 屈曲し，肩・肘と膝で身体を支持し，体幹をまっすぐにする。

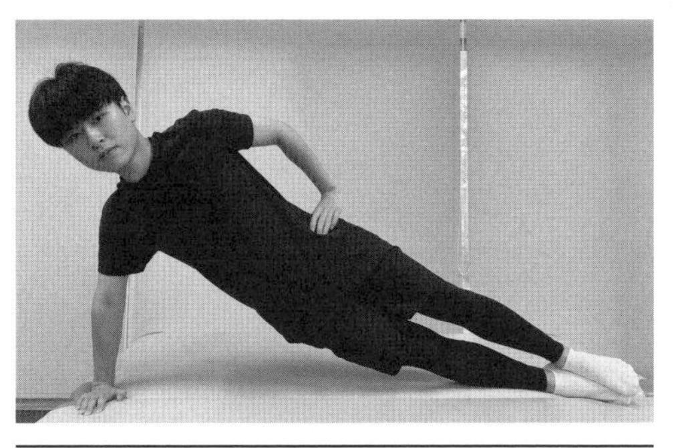

図 2-1-17 サイドプランク 2
膝関節と肘関節を伸ばしてのサイドプランク。**図 2-1-16** より負荷が大きく上級者向け。

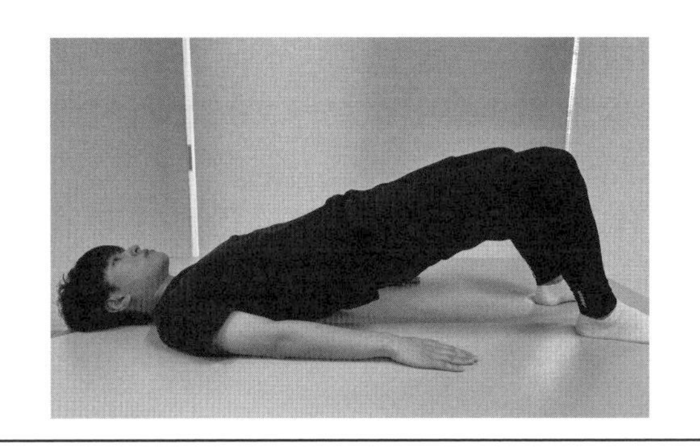

図 2-1-18 ブリッジ
背臥位になり，膝を立て，手は腰の横に置く。胸部と腹部が一直線になるように尻を上げる。

ムでもドローインやブレイシングを意識しながら行うことで高い筋活動が得られる（**図 2-1-21**，**図 2-1-22**）[71]。

Wirth ら[72]は，過去 20 年間，プロスポーツにおいて，体幹の筋を鍛えることに大きな関心が集められてきたが，そのプログラムは腰痛予防のプログラムと類似していることを指摘し，プロのアスリートの筋力トレーニングとしては不十分であると主張している。

(2) 頚部インナーマッスルのトレーニング

頚部インナーマッスルに対するトレーニングとして，理学療法ガイドライン第 2 版で頚部深層筋トレーニングと呼ばれているものがある[73]。頚部深層筋トレーニングとは，頚部の表層筋群（胸鎖乳突筋・前斜角筋）の活動を抑制し，深部筋群（特に頚長筋と頭長筋）をトレーニングする方法である。深層筋のトレーニングは低負荷で実施することが多い。低負荷のトレーニングは特に運動制御の改善を目的としており，多くの深層筋が動員されるので筋の動員パターンの改善が見込まれる。

深層屈筋のトレーニングは背臥位で頭部を軽く床に押しつけるように，うなずき動作を実施

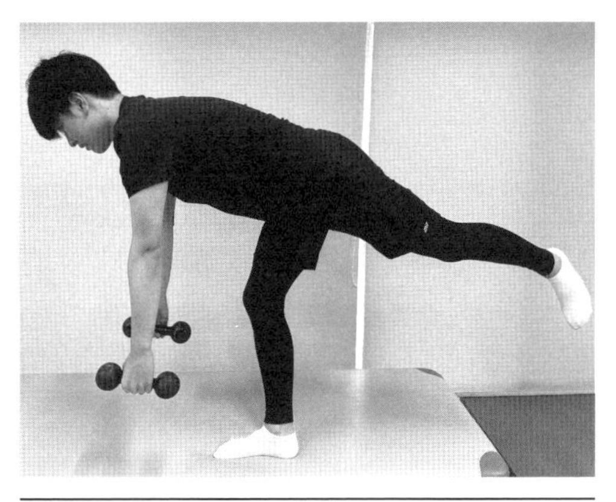

図 2-1-19　ダンベルを使用した多裂筋トレーニング
立位で両手にダンベルを持ち，片足を後方に上げ，背中と足が一直線になるように保持する。

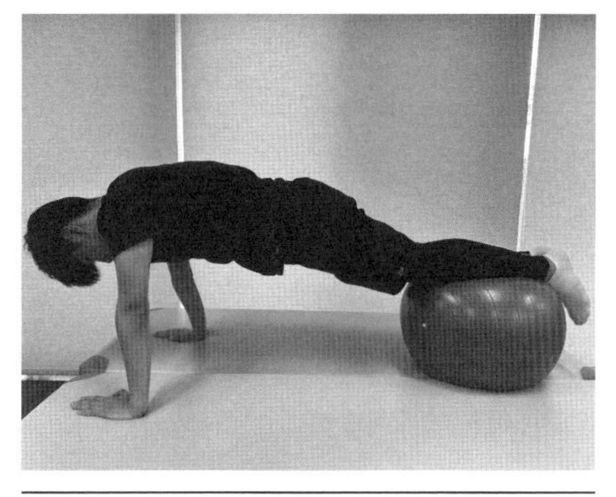

図 2-1-20　ボールを使用した多裂筋トレーニング
頭から膝までを一直線に保ち，下腿と手でその姿勢を支える。腰が反ってしまったり，背中が丸まってしまわないように注意する。

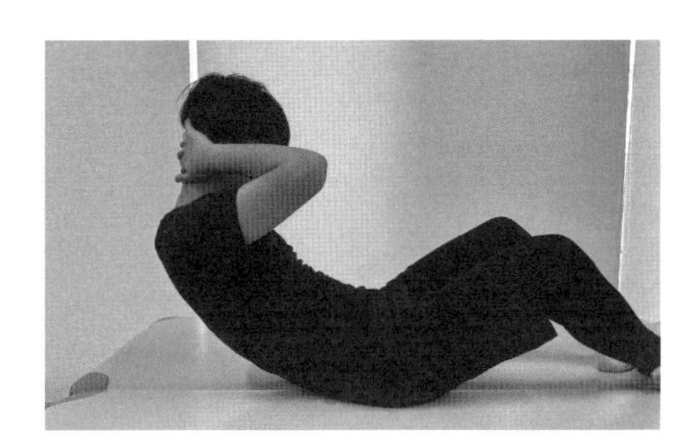

図 2-1-21　ドローインを意識しながらのカールアップ
しっかりと腹部が丸まって，よいカールアップ。

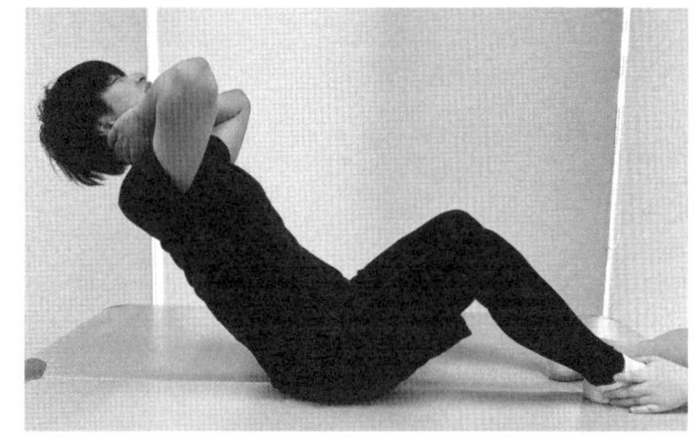

図 2-1-22　ドローインを意識していないカールアップ
腹部が丸まっていない，悪いカールアップ。

し，頚部の前弯を平坦化することにより，頚部深層筋を活性化させる方法が多く実施されている（**図 2-1-23**）。運動時に胸鎖乳突筋や前斜角筋が不要に緊張しないように確認することが必要である。**図 2-1-24** に頚部屈筋のストレッチを示した。頭部屈曲（うなずき動作）と頚部屈曲の複合運動は，高負荷トレーニングとして活用できる（**図 2-1-25**）[74]。

深層伸筋トレーニングは，背臥位，四つ這い位，肘立ち位，座位など，様々な姿勢での運動が報告されている[73]。背臥位では，頚部の伸展（頭頚部中間位）で頭部を押しつけるような動作を行う。頭頚部の軽度屈曲位からの伸展運動や回旋運動，頭頂部を中間位に保った状態での下位頚椎の屈曲位からの伸展運動を実施する（**図 2-1-26**，**図 2-1-27**）。

頭部伸展，頚部伸展，あるいは頭部回旋では主動作筋は存在しない。これら３つの動きのそれぞれを引き起こすのは，頭部と頚部の多くの筋の同時収縮によるものである[74]。

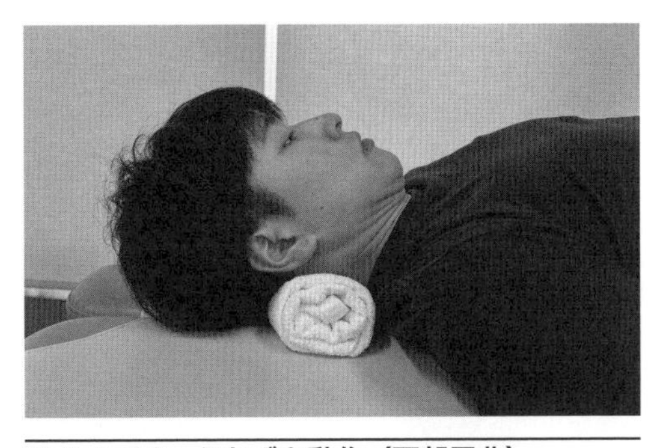

図 2-1-23　うなずき動作（頭部屈曲）
背臥位になり，顎を引く動作でうなずく。頭頚部の屈曲の運動。息を吐きながら10秒 × 10回。

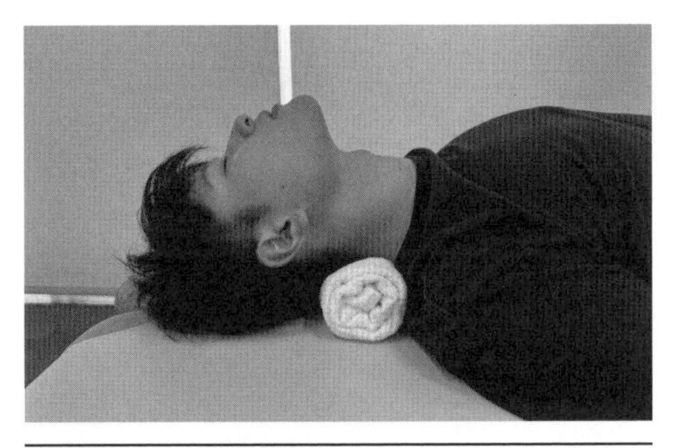

図 2-1-24　頚部屈筋のストレッチ
背臥位になり，頭部・頚部を反らす。痛みがある場合には無理のない範囲で行う。

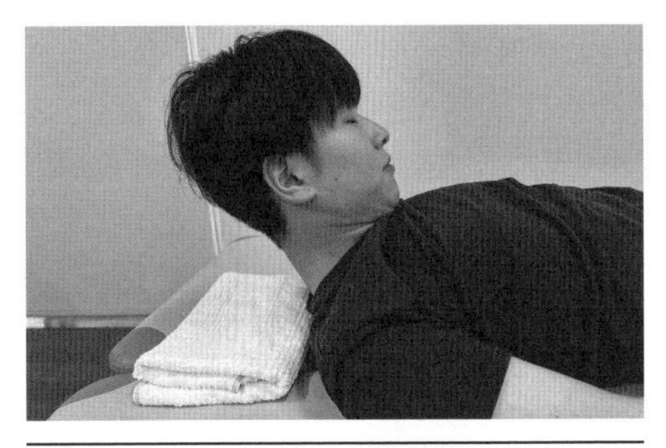

図 2-1-25　頭部屈曲 ＋ 頚部屈曲
背臥位になり，顎を引きながら頭を上に上げる。頚部の深層筋と表層筋の両方の筋力と持久力を高めるための高負荷のトレーニングになる。

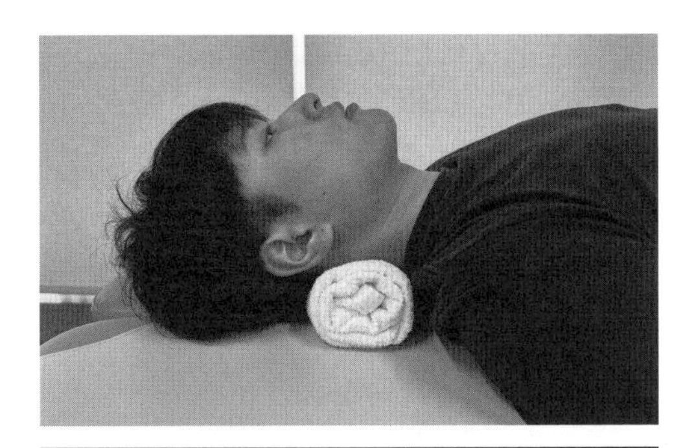

図 2-1-26　背臥位での頚部伸筋トレーニング
背臥位になり，頭部をベッドに押し付けるような動作をする。等尺性運動で，頭部の伸展運動。息を吐きながら 10 秒 × 5 回。伸筋群は疲れやすいので，屈筋群より少なめの回数で実施する。

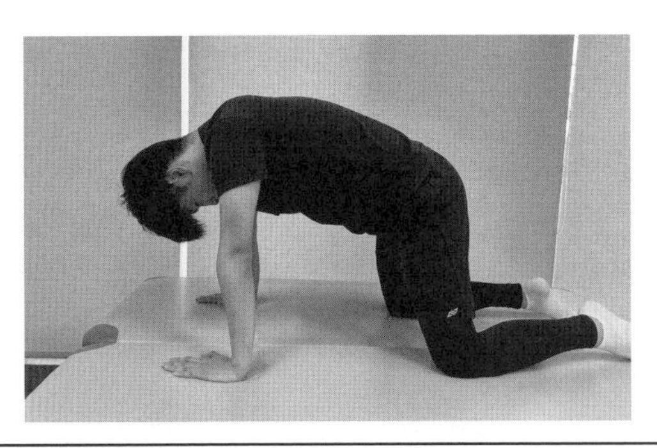

図 2-1-27　四つ這い位での頚部伸筋トレーニング
四つ這い位になり，頭を下に下げ，ゆっくりと頭を上げる。

4. トレーニング効果とエビデンス

(1) 腹横筋・多裂筋・横隔膜のトレーニング効果

インナーマッスルに対するトレーニングにより，床からの重量物の持ち上げや掃除機の使用など，日常生活上の身体能力や作業効率が高まる可能性がある。また，腰痛症に対する脊椎安定化運動（腹横筋，多裂筋のトレーニング）の効果として，体幹の筋力とコントロールが向上し，腰痛の症状が軽減されるとの報告がある[75, 76]。

2021年の理学療法ガイドライン[73]では，運動療法として，脊椎安定化運動と体幹の筋力強化運動の２つの介入が検証されたが，脊椎安定化運動は疼痛に一部改善が認められるが，ほかの運動的介入との効果の差は認められなかった。各研究においてサンプル数が少なく，エビデンスはC（弱い）であるが，脊椎安定化運動による腰痛軽減の効果は期待でき，今後の有効性の検証が必要とされている。

2023年，Niedererら[77]は，腰痛を有する1,483名（平均年齢40.9歳）を対象に，監視下で３週間，自己管理で９週間の脊椎安定化運動を実施した。その結果，対照群と比較して，わずかではあるが有意な症状の軽減がみられた。介入期間が長く，運動頻度が高いほど，疼痛強度の大幅な減少と関連していた。少なくとも週２回のトレーニングを実施することが腰痛を治療するための脊椎安定化運動に必要な可能性があるとしている。

(2) 頚部インナーマッスルのトレーニング効果

頚部のインナーマッスルは頚椎の椎体近くに付着し，短いモーメントアームを有していることから頚部の支持と運動に重要な役割を果たしている。頚部の深層筋運動は痛みを軽減する効果[78]や，頚部の安定性などの改善が期待される。実際にインナーマッスルトレーニングにより頚原性頭痛[79]，睡眠障害[65]，頚椎変性疾患による痛み[80]が改善したとする報告がある。

理学療法ガイドライン[73]では，非特異的頚部痛に対しての頚部深層筋群のトレーニングは，他のトレーニング手法に比べ，短期・中期の安静時の疼痛，日常生活活動，筋力に対して，効果が期待できると評価されたが，エビデンスの強さはD（非常に弱い）である。

Priceら[81]は，2020年のシステマティックレビューで，2,288例を対象にした26件のデータ統合を行い，頚部痛に対するさまざまな運動トレーニングによって短期的に痛みや障害が軽減し，そのなかでも特に運動制御運動（バイオフィードバックを使用した背臥位での頭蓋頚部屈曲，四つ這いでの頭頚部の伸展など）＋ 部分的運動（頚部の屈曲・伸展など）の組み合わせが最も効果的であったと報告している。

スポーツにおいては，特にラグビーや相撲など頭部でコンタクトする競技，ヘディングが含まれるサッカーなどの種目で，頚部筋の強化が求められる。頚部筋の強化のために，頚部のアウターマッスルとインナーマッスルを区別して検討した報告は渉猟しえた限りない。頚部のインナーマッスルは，頭頚部の圧縮にも作用すると考えられるので，これによる頭頚部の固定性は，障害を予防し，アウターマッスルの筋力発揮を促すことでパフォーマンス能力を高めるかもしれない。

(3) アスリートのパフォーマンス向上に対するトレーニング効果

体幹の安定性は腰部や下肢のけがの予防やスポーツのパフォーマンス向上に貢献する可能性があるため，トレーニングプログラムの重要な要素と考えられている[82]。しかし，腰痛のリハビリテーションのために行われるエクササイズと同じエクササイズでは，アスリートの筋力トレーニングとしては不十分であり[72]，従来の静的な脊椎安定化運動をアスリートに適用することには疑問が呈されてきた。最近の研究では，よりダイナミックな全身アプローチが提案されており，体幹の安定性を高めるための最も効果的なトレーニング方法は何かという研究が進行中である[83]。

まとめ

本節では，体幹のインナーマッスルとして，腹横筋，多裂筋，横隔膜，頚部の筋を中心にそれぞれの筋ごとにどのような歴史的背景があるのかを踏まえて記述した。「体幹」「インナーマッスル」「コア」などの用語についてその定義が複数あり，難しいものであった。

McGill と Hodges は，脊椎の安定化というテーマでは欠かせない２大巨頭であるが，「体幹のインナーマッスル」というテーマに関しても重要な人物であった。特に，腹横筋と多裂筋に重点を置いている Hodges に対して，McGill ら[84]は，「脊椎を安定させるために最適な単一の筋はない。最も重要な筋という考え方は課題によって変わる。多裂筋や腹横筋などいくつかの筋を狙って活動させるということでは安定性は達成されない」と反論している。腹横筋と多裂筋の静的なエクササイズ（ドローインやプランクなど）は，わが国でも広く浸透している。

体幹のインナーマッスルはまだまだ注目され続ける分野であると思われる。ドローインなど特定のエクササイズに偏らず，多くの研究成果を参考にして，よりよいエクササイズを実践していきたいものである。Hodges[85]は，「仮説を立てて新しいアイデアに挑戦するのが科学の楽しみである」と述べているが，様々な仮説のもとに推奨されているエクササイズのなかから，実際に実践してみることにより，より効果を出せるものが引き継がれていくであろう。

文　献

1）中村隆一，斎藤　宏：基礎運動学，第６版．医歯薬出版，東京，pp. 234-252, 2007.
2）金子丑之助 原著，金子勝治 監修，穐田真澄 編著：日本人体解剖学，上巻，改訂 20 版．南山堂，東京，pp. 252-263, 2020.
3）厚生労働省：身体障害者障害程度等級表の解説（身体障害認定基準）について（障発第 0110001 号），2003.
https://www.mhlw.go.jp/content/000615256.pdf（2024 年 3 月 31 日閲覧）
4）Faries MD, Greenwood M: Core training: stabilizing the confusion. Strength and Conditioning Journal, 29(2): 10-25, 2007.
5）Wallden M: The primal nature of core function: in rehabilitation & performance conditioning. J Bodyw Mov Ther, 17(2): 239-248, 2013.

6）Cresswell AG, Thorstensson A: The role of the abdominal musculature in the elevation of the intra-abdominal pressure during specified tasks. Ergonomics, 32(10): 1237-1246, 1989.
7）Hodges PW, Richardson CA: Feedforward contraction of transversus abdominis is not influenced by the direction of arm movement. Exp Brain Res, 114(2): 362-370, 1997.
8）Hodges PW, Richardson CA: Contraction of the abdominal muscles associated with movement of the lower limb. Phys Ther, 77(2): 132-142; discussion 142-144, 1997.
9）Hodges PW, Richardson CA: Relationship between limb movement speed and associated contraction of the trunk muscles. Ergonomics, 40(11): 1220-1230, 1997.
10）斎藤昭彦 監訳（カロリン・リチャードソン，他 著）：脊椎の分節的安定性のための運動療法–腰痛治療の科学的基礎と臨床．エンタプライズ，東京，2002.
11）Allison GT, Morris SL: Transversus abdominis and core stability: has the pendulum swung? Br J Sports Med, 42(11): 930-931, 2008.
12）Reynolds G: Is Your Ab Workout Hurting Your Back? The New York Times, June 17, 2009.
https://archive.nytimes.com/well.blogs.nytimes.com/2009/06/17/core-myths/（2024年1月15日閲覧）
13）Lederman E: The myth of core stability. J Bodyw Mov Ther, 14(1): 84-98, 2010.
14）Neha G, Raziya N, Adit G, et al.: Correlation of transverses abdomonis strength and endurance with pulmonary functions in healthy adults. Indian Journal of Physiotherapy and Occupational Therapy - An International Journal, 8(4): 77-81, 2014.
15）Ranjit Kumar Mal: Role of transversus abdominis muscle in spinal stability. Medical Research Archives, 4(8): 1-14, 2016.
16）伊藤純治：ヒト側腹筋の筋線維構成について．昭医会誌，48(4): 471-483, 1988.
17）宋　美玄：おとなの婦人科相談室．尿漏れの改善には「膣トレ」よりも普段の姿勢が大事．日経クロスウーマン，2021 年 1 月.
https://woman.nikkei.com/atcl/aria/column/19/052500179/011300010/（2024 年 5 月 2 日閲覧）
18）大谷俊介，織田成人，渡邉栄三，他：Abdominal compartment syndrome の病態と集中治療．日本腹部救急医学会雑誌，33(5): 823-827, 2013.
19）Łagosz P, Sokolski M, Biegus J, et al.: Elevated intra-abdominal pressure: a review of current knowledge. World J Clin Cases, 10(10): 3005-3013, 2022.
20）Al-Abassi AA, Al Saadi AS, Ahmed F: Is intra-bladder pressure measurement a reliable indicator for raised intra-abdominal pressure? A prospective comparative study. BMC Anesthesiol, 18(1): 69, 2018.
21）Malbrain ML, Cheatham ML, Kirkpatrick A, et al.: Results from the international conference of experts on intra-abdominal hypertension and abdominal compartment syndrome. I. Definitions. Intensive Care Med, 32(11): 1722-1732, 2006.
22）Depauw P, Groen R, Van J, et al.: The significance of intra-abdominal pressure in neurosurgery and neurological diseases: a narrative review and a conceptual proposal. Acta Neurochir (Wien), 161(5): 855-864, 2019.
23）Cresswell AG, Thorstensson A: The role of the abdominal musculature in the elevation of the intra-abdominal pressure during specified tasks. Ergonomics, 32(10): 1237-1246, 1989.
24）Cresswell AG, Grundström H, Thorstensson A: Observations on intra-abdominal pressure and patterns of abdominal intra-muscular activity in man. Acta Physiol Scand, 144(4): 409-418, 1992.
25）Stokes IA, Gardner-Morse MG, Henry SM: Intra-abdominal pressure and abdominal wall muscular function: spinal unloading mechanism. Clin Biomech (Bristol, Avon), 25(9): 859-866, 2010.
26）蒲田和芳：体幹運動における腹腔内圧の機能．甲第 13150 号博士（学術）東京大学，1998.
27）Hodges PW, Cresswell AG, Daggfeldt K, et al.: *In vivo* measurement of the effect of intra-abdominal pressure on the human spine. J Biomech, 34(3): 347-353, 2001.
28）小山貴之，玉置龍也 監訳（Stuart McGill 著）：腰痛–エビデンスに基づく予防とリハビリテーション–【原著第３版】．ナップ，東京，pp. 135-209, 2017.
29）Nachemson A, Morris JM: *In vivo* measurements of intradiscal pressure. Discometry, a method for the determination of pressure in the lower lumbar discs. J Bone Joint Surg Am, 46: 1077-1092, 1964.
30）Guo J, Guo W, Ren G: Embodiment of intra-abdominal pressure in a flexible multibody model of the trunk and the spinal unloading effects during static lifting tasks. Biomech Model Mechanobiol, 20(4): 1599-1626, 2021.
31）Hodges PW, Cresswell AG, Thorstensson A: Intra-abdominal pressure response to multidirectional

support-surface translation. Gait Posture, 20(2): 163-170, 2004.
32) Cresswell AG, Oddsson L, Thorstensson A: The influence of sudden perturbations on trunk muscle activity and intra-abdominal pressure while standing. Exp Brain Res, 98(2): 336-341, 1994.
33) MSD マニュアル家庭版：一過性健忘.
https://www.msdmanuals.com/ja-jp/（2024 年 3 月 31 日閲覧）
34) McCartney N: Acute responses to resistance training and safety. Med Sci Sports Exerc, 31(1): 31-37, 1999.
35) Bernier E, Driscoll M: Numerical investigation of intra-abdominal pressure and spinal load-sharing upon the application of an abdominal belt. J Biomech, 161: 111863, 2023.
36) Miyamoto K, Iinuma N, Maeda M, et al.: Effects of abdominal belts on intra-abdominal pressure, intra-muscular pressure in the erector spinae muscles and myoelectrical activities of trunk muscles. Clin Biomech (Bristol, Avon), 14(2): 79-87, 1999.
37) Sefton EM, Gallardo M, Kardon G: Developmental origin and morphogenesis of the diaphragm, an essential mammalian muscle. Dev Biol, 440(2): 64-73, 2018.
38) Patel PR, Bechmann S: Elevated Hemidiaphragm. StatPearls [Internet], July 31, 2023.
https://www.statpearls.com/point-of-care/20993（2024 年 2 月 21 日閲覧）
39) Sekusky AL, Lopez RA: Diaphragm Trauma. StatPearls [Internet]. October 4, 2023.
https://www.statpearls.com/point-of-care/20475（2024 年 2 月 21 日閲覧）
40) Fayssoil A, Behin A, Ogna A, et al.: Diaphragm: pathophysiology and ultrasound imaging in neuromuscular disorders. J Neuromuscul Dis, 5(1): 1-10, 2018.
41) Kocjan J, Gzik-Zroska B, Nowakowska K, et al.: Impact of diaphragm function parameters on balance maintenance. PLoS One, 13(12): e0208697, 2018.
42) 冨田和秀，阪井康友，門間正彦，他:Dynamic MRI を用いた正常な横隔膜運動の動的解析．理学療法科学，19(3): 237-243, 2004.
43) Hodges PW, Heijnen I, Gandevia SC: Postural activity of the diaphragm is reduced in humans when respiratory demand increases. J Physiol, 537(3): 999-1008, 2001.
44) Vostatek P, Novák D, Rychnovský T, et al.: Diaphragm postural function analysis using magnetic resonance imaging. PLoS One, 8(3): e56724, 2013.
45) Reddy V, Sharma S, Cobanoglu A: What dictates the position of the diaphragm -the heart or the liver? A review of sixty-five cases. J Thorac Cardiovasc Surg, 108(4): 687-691, 1994.
46) 齋藤昭彦：体幹機能障害の分析および治療 −腰椎の分節安定性−．理学療法科学，22: 1-6, 2007.
47) Patel V: Mathematically modeling the mechanical constants of thoracolumbar fascia under compression, *in vivo*. New Jersey Institute of Technology Theses, 2014.
https://digitalcommons.njit.edu/cgi/viewcontent.cgi?article=1190&context=theses（2024 年 3 月 31 日閲覧）
48) Willard FH, Vleeming A, Schuenke MD, et al.: The thoracolumbar fascia: anatomy, function and clinical considerations. J Anat, 221(6): 507-536, 2012.
49) Imazato H, Takahashi N, Hirakawa Y, et al.: Three-dimensional fine structures in deep fascia revealed by combined use of cryo-fixed histochemistry and low-vacuum scanning microscopy. Sci Rep, 13(1): 6352, 2023.
50) Ward SR, Kim CW, Eng CM, et al.: Architectural analysis and intraoperative measurements demonstrate the unique design of the multifidus muscle for lumbar spine stability. J Bone Joint Surg Am, 91(1): 176-185, 2009.
51) Seyedhoseinpoor T, Taghipour M, Dadgoo M, et al.: Alteration of lumbar muscle morphology and composition in relation to low back pain: a systematic review and meta-analysis. Spine J, 22(4): 660-676, 2022.
52) Matheve T, Hodges P, Danneels L: The role of back muscle dysfunctions in chronic low back pain: state-of-the-art and clinical implications. J Clin Med, 12(17): 5510, 2023.
53) Moseley GL, Hodges PW, Gandevia SC: Deep and superficial fibers of the lumbar multifidus muscle are differentially active during voluntary arm movements. Spine (Phila Pa 1976), 27(2): E29-E36, 2002.
54) MacDonald DA, Moseley GL, Hodges PW: The lumbar multifidus: does the evidence support clinical beliefs? Man Ther, 11(4): 254-263, 2006.
55) Woodham M, Woodham A, Skeate JG, et al.: Long-term lumbar multifidus muscle atrophy changes documented with magnetic resonance imaging: a case series. J Radiol Case Rep, 8(5): 27-34, 2014.

56) Jull GA, O'Leary SP, Falla DL: Clinical assessment of the deep cervical flexor muscles: the craniocervical flexion test. J Manipulative Physiol Ther, 31(7): 525-533, 2008.
57) Mayoux-Benhamou MA, Revel M, Vallee C: Selective electromyography of dorsal neck muscles in humans. Exp Brain Res, 113(2): 353-360, 1997.
58) Evcik D, Aksoy O: Correlation of temporomandibular joint pathologies, neck pain and postural differences. J Phys Ther Sci, 12: 97-100, 2000.
59) 津山直一, 中村耕三 訳(Avers D, Brown M 著)：新・徒手筋力検査法　原著第 10 版. 協同医書出版社, 東京, p. 35, 2020.
60) 厚生労働省：2022（令和４）年 国民生活基礎調査の概況，2022.
https://www.mhlw.go.jp/toukei/saikin/hw/k-tyosa/k-tyosa22/index.html（2024 年 1 月 29 日閲覧）
61) 厚生労働省：保健衛生業における腰痛の予防.
https://www.mhlw.go.jp/stf/newpage_31197.html（2024 年 1 月 29 日閲覧）
62) Hodges PW, Richardson CA: Inefficient muscular stabilization of the lumbar spine associated with low back pain. A motor control evaluation of transversus abdominis. Spine (Phila Pa 1976), 21(22): 2640-2650, 1996.
63) 小山貴之，玉置龍也 監訳（Stuart McGill 著）：腰痛−エビデンスに基づく予防とリハビリテーション−【原著第３版】．ナップ，東京，p. 237, 2017.
64) 小山貴之，玉置龍也 監訳（Stuart McGill 著）：腰痛−エビデンスに基づく予防とリハビリテーション−【原著第３版】．ナップ，東京，p. 308, 2017.
65) Choi W: Effect of 4 weeks of cervical deep muscle flexion exercise on headache and sleep disorder in patients with tension headache and forward head posture. Int J Environ Res Public Health, 18(7): 3410, 2021.
66) Hlaing SS, Puntumetakul R, Khine EE, et al.: Effects of core stabilization exercise and strengthening exercise on proprioception, balance, muscle thickness and pain related outcomes in patients with subacute nonspecific low back pain: a randomized controlled trial. BMC Musculoskelet Disord, 22(1): 998, 2021.
67) 小山貴之，玉置龍也 監訳（Stuart McGill 著）：腰痛−エビデンスに基づく予防とリハビリテーション−【原著第３版】．ナップ，東京，p. 315, p. 317，p. 346, 2017.
68) Oh Y-J, Park S-H, Lee M-M: Comparison of effects of abdominal draw-in lumbar stabilization exercises with and without respiratory resistance on women with low back pain: a randomized controlled trial. Med Sci Monit, 26: e921295, 2020.
69) Hodges PW, Richardson CA: Delayed postural contraction of transversus abdominis in low back pain associated with movement of the lower limb. J Spinal Disord, 11: 46-56, 1998.
70) Hodges PW, Danneels L: Changes in structure and function of the back muscles in low back pain: different time points, observations, and mechanisms. J Orthop Sports Phys Ther, 49(6): 464-476, 2019.
71) Escriche-Escuderis A, Calatayud J, Aiguadéis R, et al.: Core muscle activity assessed by electromyography during exercises for chronic low back pain: a systematic review. Strength and Conditioning Journal, 41(4): 55-69, 2019.
72) Wirth K, Hartmann H, Mickel C, et al.: Core stability in athletes: a critical analysis of current guidelines. Sports Med, 47(3): 401-414, 2017.
73) 日本理学療法学会連合：理学療法ガイドライン第２版（WEB 版）．2021.
https://www.jspt.or.jp/guideline/2nd/（2024 年 3 月 31 日閲覧）
74) Cagnie B, Dickx N, Peeters I, et al.: The use of functional MRI to evaluate cervical flexor activity during different cervical flexion exercises. J Appl Physiol (1985), 104(1): 230-235, 2008.
75) Barrio ED, Ramirez-Campillo R, de Alcaraz Serrano AG, et al.: Effects of core training on dynamic balance stability: a systematic review and meta-analysis. J Sports Sci, 40(16): 1815-1823, 2022.
76) Mueller J, Niederer D: Dose-response-relationship of stabilisation exercises in patients with chronic non-specific low back pain: a systematic review with meta-regression. Sci Rep, 10(1): 16921, 2020.
77) Niederer D, Pfeifer A-C, Engel T, et al.: Dose-response relationship and effect modifier of stabilisation exercises in nonspecific low back pain: a project-wide individual patient data re-analysis on 1483 intervention participants. Pain, 164(5): 1087-1095, 2023.
78) O'Leary S, Falla D, Hodges PW, et al.: Specific therapeutic exercise of the neck induces immediate local hypoalgesia. J Pain, 8(11): 832-839, 2007.
79) Hasan S, Bharti N, Alghadir A, et al.: The efficacy of manual therapy and pressure biofeedback-

guided deep cervical flexor muscle strength training on pain and functional limitations in individuals with cervicogenic headaches: a randomized comparative study. Pain Res Manag, 2023: 1799005 2023.
80) 葉　清規，対馬栄輝，村瀬正昭，他：頚椎変性疾患患者に対する理学療法の効果–McKenzie 法，頚部深層筋エクササイズおよび物理療法の効果–．理学療法学，47(2): 153-165, 2020.
81) Price J, Rushton A, Tyros I, et al.: Effectiveness and optimal dosage of exercise training for chronic non-specific neck pain: a systematic review with a narrative synthesis. PLoS One, 15(6): e0234511, 2020.
82) Barbado D, Barbado LC, Elvira JLL, et al.: Sports-related testing protocols are required to reveal trunk stability adaptations in high-level athletes. Gait Posture, 49: 90-96, 2016.
83) Clark DR, Lambert MI, Hunter AM: Contemporary perspectives of core stability training for dynamic athletic performance: a survey of athletes, coaches, sports science and sports medicine practitioners. Sports Med Open, 4(1): 32, 2018.
84) McGill SM, Grenier S, Kavcic N, et al.: Coordination of muscle activity to assure stability of the lumbar spine. J Electromyogr Kinesiol, 13(4): 353-359, 2003.
85) Hodges PW: Transversus abdominis: a different view of the elephant. Br J Sports Med, 42(12): 941-944, 2008.

（田口　晶子）

第2節
上肢のインナーマッスル

はじめに

上肢のインナーマッスルで代表的なものは，肩関節に存在する棘上筋，棘下筋，小円筋，肩甲下筋の4つの筋からなるローテーターカフ(rotator cuff)と呼ばれる肩回旋腱板である。ローテーターカフは投球動作を含むオーバーヘッドスポーツのアスリートや高齢者に多い肩の疼痛や機能障害に影響を及ぼすことがあると考えられている[1]。また，一般的に肩関節は肩甲上腕関節を指すが，肩関節の動きは肩甲骨と鎖骨で構成される肩鎖関節，肩甲骨と胸郭で構成される肩甲胸郭関節などの複合体の動きからなる。したがって，理学療法をはじめとするインナーマッスルのトレーニングを行う場合，ローテーターカフだけではなく肩甲帯にかかわる小胸筋や前鋸筋，菱形筋なども対象とする必要がある。トレーニングを行う際は1関節と1つの筋に絞って単独で鍛える，いわゆるアイソレーションで行う場合もあるが，肩関節複合体として考え，それらを構成する筋が適切なタイミングで，適切な力を発揮できるようにすることも重要である。

一般的にアスリートが肩のインナーマッスル（ローテーターカフ）を鍛えるのは，けが（スポーツ外傷・障害）からの復帰や予防が主な目的と思われる。また，肩関節周囲炎など疼痛を伴う肩関節疾患を有するものでは，疼痛の軽減や肩関節の機能障害を改善するためにインナーマッスルのトレーニングを実施する場合が多い。しかし，実際にトレーニングを行う際は，目的に応じた負荷の設定が難しく，肩甲上腕関節やローテーターカフ，肩峰下滑液包などへの負担を考慮し，軽い負荷やチューブを用いて行うことが多い。インナーマッスルトレーニングの方法は多岐にわたるが，各種疾患に対する一貫した方法や負荷の設定はなく，それぞれの目的に応じて方法や負荷の設定を変えていくことが重要である。

上肢のインナーマッスルとして，肘関節周囲にも肘筋や回外筋などが存在する。肘筋は肘の伸展のほか，外反作用があると考えられている[2]。回外筋はその名の通り，前腕の回外に働く。肘筋，回外筋単独のトレーニング効果について検討されている研究報告は少ないのが現状である。

1. 構造と役割

(1) 上腕骨（近位部）

上腕骨近位部は上腕骨頭と呼ばれ，硝子軟骨に覆われた半球状となっている。解剖頸付近には関節包が付着している。小結節と大結節が存在し，その間には結節間溝という溝がある（**図2-2-1**）。小結節には肩甲下筋が付着し，大結節には superior facet，middle facet，inferior facet と呼ばれる3つの面があり，棘上筋，棘下筋，小円筋の付着部位となっている。結節間溝には上腕二頭筋長頭腱が走行している（**図2-2-2**）。

(2) 肩甲骨

肩甲骨は扁平骨で，胸郭の背側に位置し，上腕骨と肩甲上腕関節を，鎖骨と肩鎖関節を構成している。また，胸郭とは肩甲胸郭関節と呼ばれる機能的関節を構成している（**図2-2-3**）。背側面にある肩甲骨を上下に分ける大きな隆起を肩甲棘と呼び，肩甲棘の上側にあるくぼみに棘上窩，肩甲棘の下側のくぼみに棘下窩が存在する。肩甲棘の外側端には肩峰が存在する（**図**

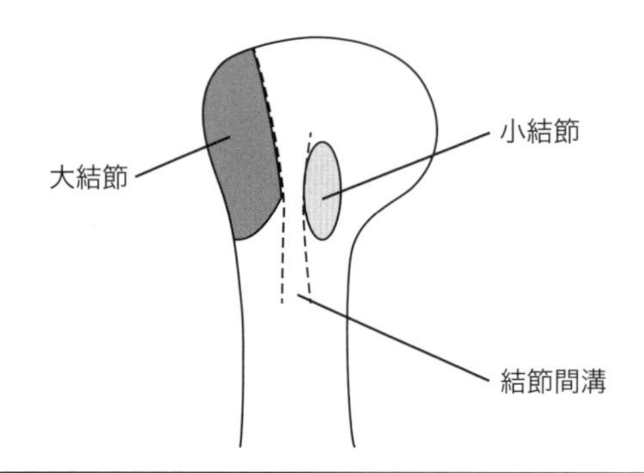

図2-2-1 上腕骨の解剖
上腕骨近位部には大結節と小結節があり，その間を結節間溝と呼ぶ。

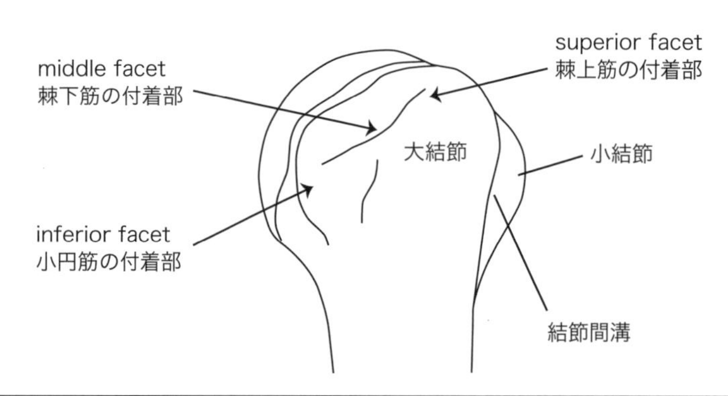

図2-2-2 上腕骨近位部の筋の付着部
大結節には棘上筋，棘下筋，小円筋が付着する。小結節には肩甲下筋が付着し，結節間溝を上腕二頭筋長頭腱が走行する。

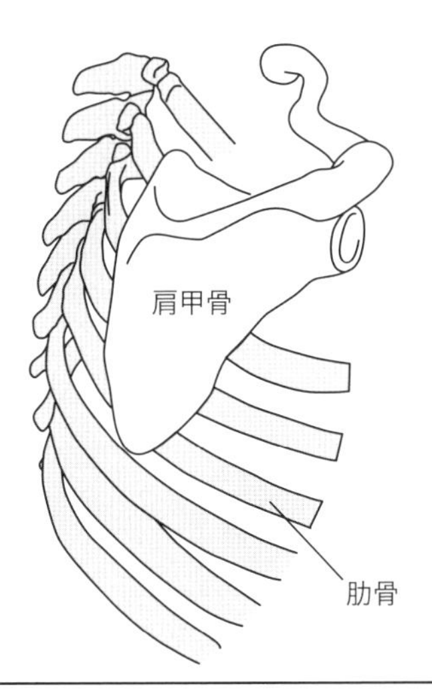

図 2-2-3　肩甲胸郭関節の解剖
肩甲胸郭関節は肩甲骨と胸郭からなり，機能的な関節として上肢の運動時に作用する。

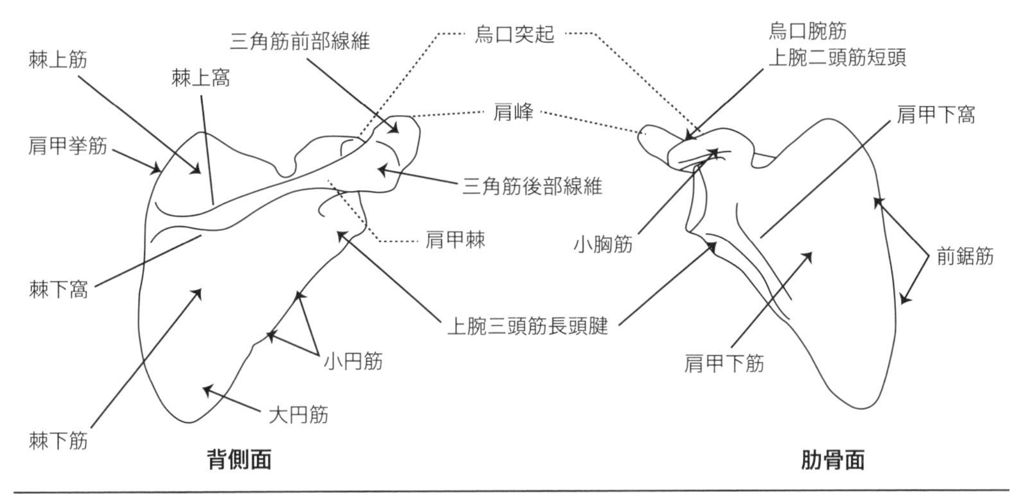

図 2-2-4　肩甲骨の解剖
肩甲骨には多くの筋が付着し，上肢や体幹の動きに応じた肩甲骨の運動を行う。

2-2-4)。肩甲骨の肋骨面には肩甲下窩が存在する。

(3) 棘上筋

棘上筋は主に棘上窩から起始し，上腕骨の大結節の最前部に停止している（**図 2-2-5**)。その作用は肩甲上腕関節における外転運動で，特に肩関節外転 0 ～ 30° 付近で筋活動が活発になり，外転運動の初期に上腕骨頭を関節窩に安定させる機能がある。棘上筋は三角筋とのフォースカップルを形成し，安定した肩関節の外転運動に寄与している（**図 2-2-6**)。

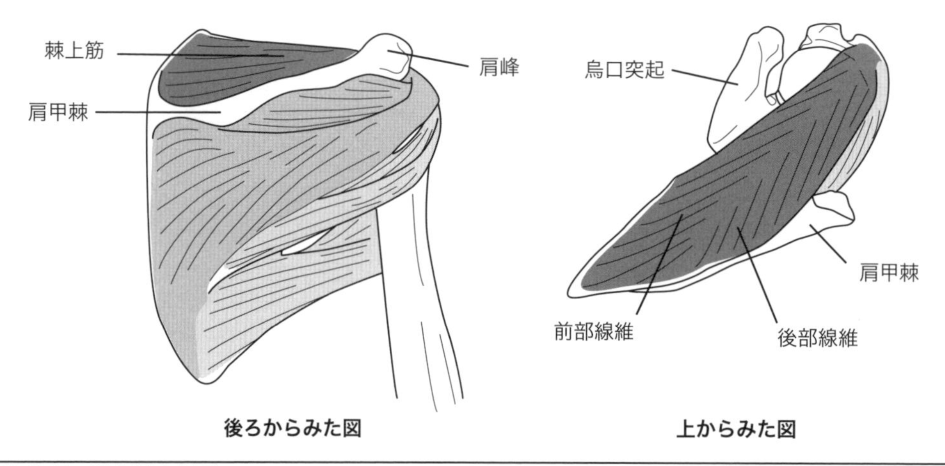

図 2-2-5　棘上筋の解剖
棘上筋は棘上窩から起始し，大結節の最前部に停止する。一部は小結節に達しており，腱板疎部へ繋がる。

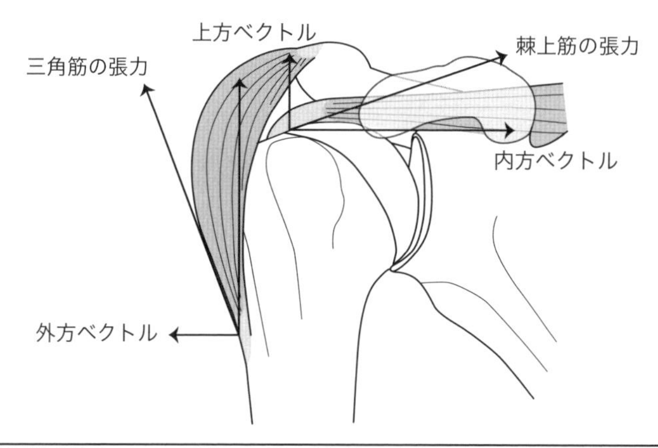

図 2-2-6　三角筋と棘上筋のフォースカップル（文献 3 より引用）
棘上筋と三角筋の張力をベクトルで示すと図のようになり，安定した肩関節外転運動が行われる。

(4) 棘下筋

棘下筋は棘下窩と肩甲棘の下面から起始し，上腕骨の大結節の前縁に停止する（**図 2-2-7**）。棘下筋は肩甲骨棘下面から起始し表層を横走する部分（横走線維）と棘下窩から起始し深層を前外側へと斜走する部分（斜走線維）で構成されている。横走線維は腱性部を含んでおらず，上腕骨頭付近で斜走線維の表面を被覆している。斜走線維の腱性部は，頭側半分にみられ，尾側半分は薄く短い腱のみ存在する。棘下筋は肩関節の外旋に作用する。

(5) 小円筋

小円筋は棘下筋の尾側に接し，棘下窩の尾側から起始し，上腕骨大結節の下方に停止している（**図 2-2-8**）。肩関節の外旋に作用し，特に外転 90° 位での活動が高まるとされている。棘下筋と小円筋との間にはやや不明瞭な腱膜性の中隔が存在する。この中隔の腱膜からも棘下筋

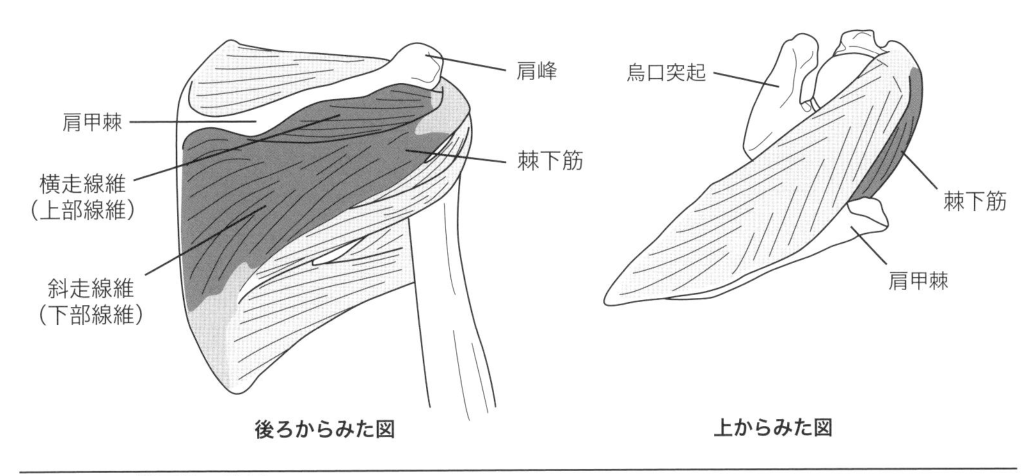

図 2-2-7　棘下筋の解剖
棘下筋は棘下窩と肩甲棘の下面から起始し，上腕骨の大結節の前縁に幅広く停止する。

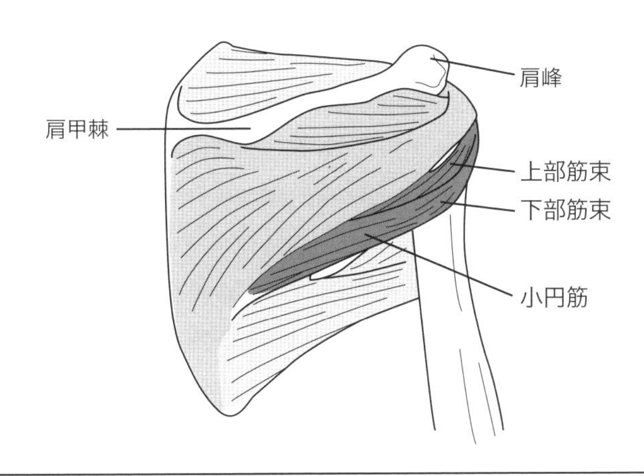

図 2-2-8　小円筋の解剖
小円筋は棘下窩の尾側から起始し，上部と下部に分かれ，大結節の下方に停止する。

と小円筋の一部が起始している。小円筋は遠位部では上部と下部の 2 つの筋束に分かれているために二頭筋のようになっており，両筋束は起始と停止で互いに交差するように走行する。

(6) 肩甲下筋

肩甲下窩から起始し，上腕骨の小結節に停止する。肩甲下筋の中には複数の筋内腱が扇状に広がって遠位で収束している（**図 2-2-9**）。肩関節の内旋作用に寄与する。肩甲下筋は内旋運動，棘下筋と小円筋は外旋運動に関与するとともに，その大部分の作用ベクトルは求心力となるため，肩関節の安定性にきわめて重要な筋肉である[4]（**図 2-2-10**）。

(7) 腱板疎部

腱板疎部は上方が棘上筋，内側が烏口突起基部，前下方が肩甲下筋，外側が結節間溝で囲ま

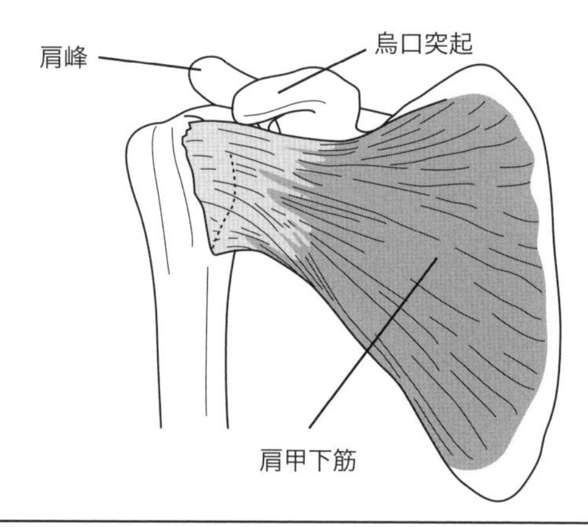

図 2-2-9　肩甲下筋の解剖
肩甲下筋は肩甲下窩から起始し，小結節に付着するが，一部は上腕骨頭窩まで到達し，腱板疎部とも繋がる。

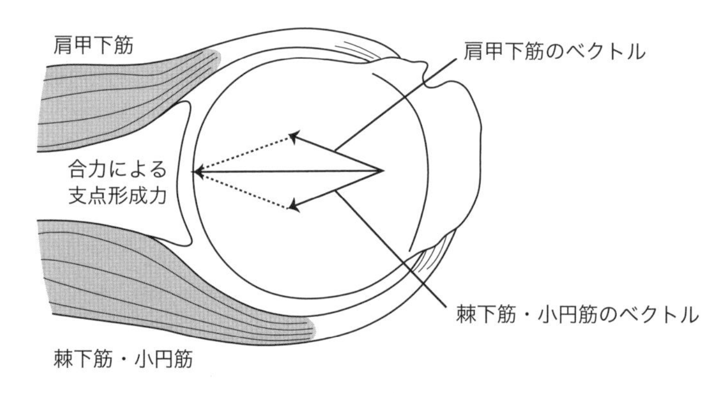

図 2-2-10　肩甲下筋と棘下筋・小円筋のフォースカップル（文献４より改変）
肩甲下筋は内旋作用，棘下筋・小円筋は外旋作用に寄与し，骨頭が関節窩へと押さえられる形となり安定した支点形成がなされる。

れた領域で，強靭な腱組織で形成されるため動きに伴う歪みが生じやすい[5)]。腱板疎部は，腱板の緊張や歪みを緩衝するうえで重要な機能を果たしている[6)]。上腕二頭筋長頭腱が結節間溝を走行し，腱板疎部の外下方および烏口上腕靱帯の下方から関節上結節へと付着する。この上腕二頭筋長頭腱の上面を覆うように烏口上腕靱帯が存在する（**図 2-2-11**）。

腱板の緊張や歪みを緩衝する腱板疎部は棘上筋や肩甲下筋を含む線維で構成されているため，これらのインナーマッスルのトレーニングによって動きに伴う歪みが生じることが予想される。このように互いに影響しあう状況は，腱板損傷後や肩関節周囲炎の回復期におけるトレーニングの際は損傷部位への負担を考慮しなければならず，連続する腱板疎部の線維束を理解しておくことが非常に重要である。

(8) 肩甲挙筋

第１～第４頚椎横突起から起始し，肩甲骨上角と肩甲骨内側縁に停止する。脊椎が固定されたとき，肩甲骨を挙上する。菱形筋や小胸筋などの他の筋と協働し下方回旋も行う（**図**

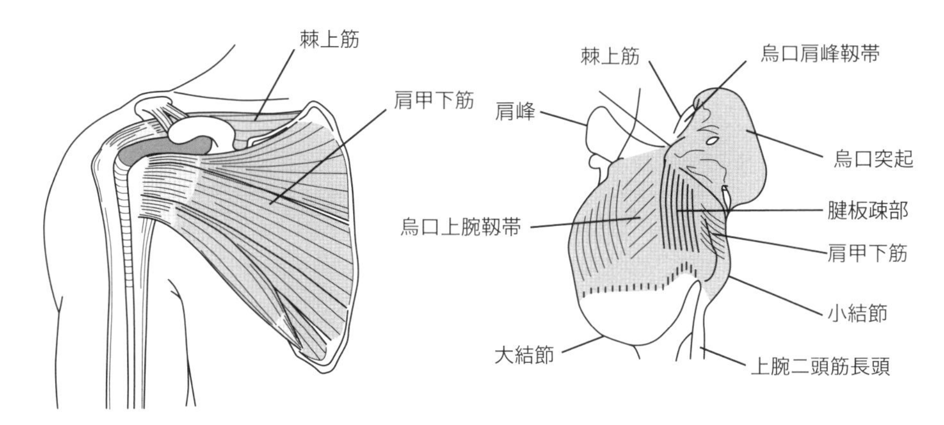

図 2-2-11　腱板疎部の解剖
腱板疎部は棘上筋腱と肩甲下筋腱の隙間であり，烏口上腕靱帯や関節包とも一部連続性をもつとされる。

【ローテーターカフの付着部について】

近年の研究でローテーターカフの付着部が再考されるようになってきた。棘上筋の筋線維のほとんどの筋束は前方最前縁にある筋内腱に収束しており，その筋内腱は大結節の前内側部に限局して停止している。一方，棘上筋後方は細かく短い腱性部をなし，大結節への停止部は後方に向かうほど幅が狭くなる。薄くなった部分の外側を棘下筋の腱線維が取り囲むように走行している。棘上筋の一部は大結節にとどまらず，結節間溝を超えて小結節の前上方にまで到達している例もみられている。そのため，腱板疎部を形成する結合組織はこの小結節へと向かう棘上筋の線維自体を含んでいる可能性もあるとされる。また，棘下筋腱の停止部は上腕骨大結節の前外側部にまで伸びてきている[7)]。

大結節前方には烏口上腕靱帯の線維が表層を被覆しているため，境界が一見不明瞭ではあるが，烏口上腕靱帯を含む結合組織は棘上筋と棘下筋の腱性部とは走行する方向が異なり，棘上筋と棘下筋の停止部は烏口上腕靱帯に被覆されているため，個々の腱が個別に作用するよりは協調的に機能していると考えられている[5)]（**図 2-2-12**）。

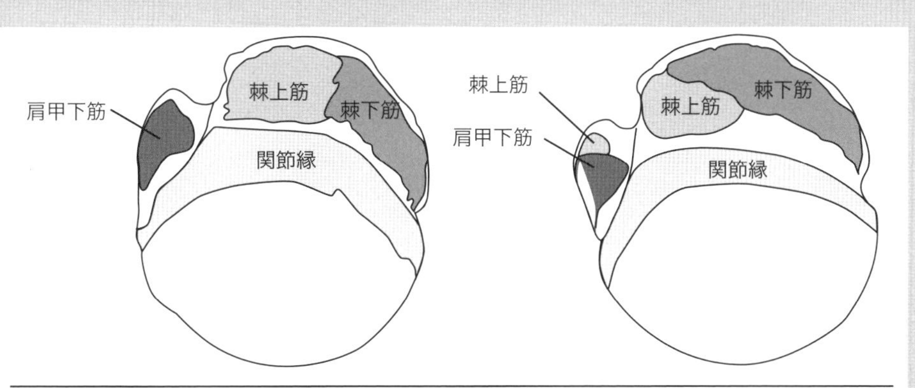

図 2-2-12　棘上筋と棘下筋の付着部の違い（文献 7 より改変）
左図が従来考えられていた付着部，右図が近年確認された付着部。棘上筋は大結節前面の狭い範囲に付着し，一部は小結節まで伸びている。棘下筋は従来の棘上筋が付着している大結節上前面方向に広く付着している。

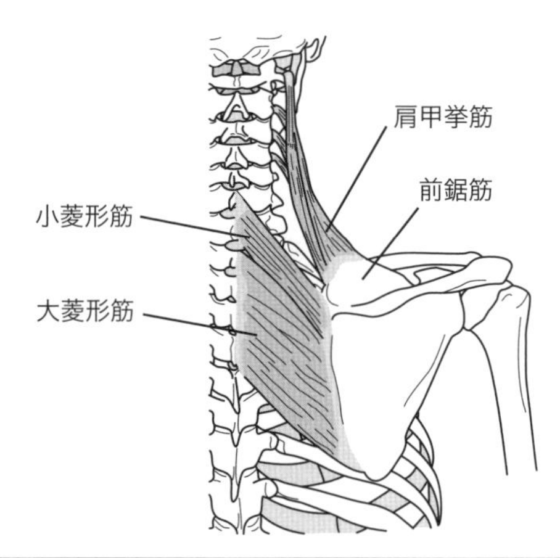

図 2-2-13　肩甲挙筋・菱形筋・前鋸筋の解剖
肩甲挙筋，小菱形筋，大菱形筋，前鋸筋は，それぞれ肩甲骨の内側縁に付着しており，互いに引き合う構造をしている。

2-2-13)。

(9) 大菱形筋・小菱形筋

僧帽筋の深層に位置し，体幹（脊椎）と肩甲骨を繋ぐ筋である。起始は項靱帯，第7頚椎から尾側の棘突起であり，肩甲骨内縁に停止している。肩甲骨の下方回旋に働く（**図 2-2-13**）。

(10) 前鋸筋

胸郭の背外側部を被覆する大きな筋で,肋骨上の起始部が前縁において外腹斜筋とかみ合い,鋸歯状（Gerdy 線）をなすことからこのように呼ばれる。前鋸筋は上部・中部・下部に分けられ，上部は第1，第2肋骨より起始し，肩甲骨上角内面に停止している。中部は第2～第4肋骨から起始し，少し幅を広げながら肩甲骨内側縁のほぼ全長に停止する。下部は第4肋骨より遠位の肋骨から起始し，肩甲骨下角へと線維が収束しながら停止する。

(11) 小胸筋

第3～第5肋骨に起始し，肩甲骨の烏口突起に停止する。肩甲骨を内下方に引く作用をするほか，呼吸補助筋としても作用する。

(12) 肘筋

上腕骨の外側上顆および肘関節包の後面から起始し，尺骨の肘頭橈側面に停止する。作用としては肘関節の伸展であるが，他の肘伸展作用をもつ上腕三頭筋と比較して非常に弱く[8]，主にスタビライザーとして貢献すると考えられている[9]。外側尺骨側副靱帯不全などで肘関節の後外側不安定性を有する場合にスタビライザーとして作用する肘筋を外科的治療の際に温存する場合がある[9]。近年，肘筋の作用について再検討され，一部の報告では肘の伸展作用のみで

【肩甲胸郭関節の機能】

肩関節の運動は肩甲上腕リズムと呼ばれる肩甲上腕関節と肩甲胸郭関節の運動からなり，正常であれば見かけ上 180° 挙上することができるが，これは肩甲上腕関節と肩甲胸郭関節の可動域を合わせた結果である（**図 2-2-14**）。

棘上筋など肩甲骨と上腕骨に付着部をもつ筋が上肢（上腕骨）を動かすためには，肩甲骨が鎖骨や胸郭，脊椎と連動する必要がある。したがって，肩甲骨と体幹（脊椎，胸郭など）を繋ぐインナーマッスルは，上肢の動きに合わせて肩甲骨を適切に制動する作用が求められると考えられている[10, 11]。肩関節屈曲外転運動では僧帽筋，前鋸筋が，肩関節伸展運動では大・小菱形筋，肩甲挙筋，小胸筋が，外旋運動では僧帽筋の中部線維，大・小菱形筋が担うと考えられている（**図 2-2-15**）。

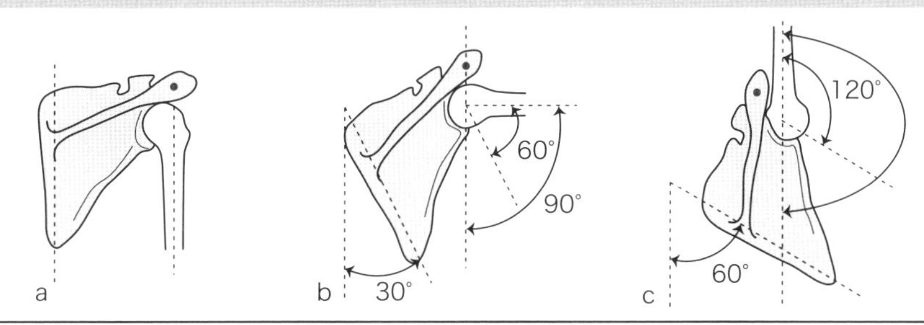

図 2-2-14　肩甲上腕リズム（文献 11 より引用）

a：肩関節 0° 挙上，b：90° 挙上（肩甲上腕関節 60°，肩甲胸郭関節 30°），c：180° 挙上（肩甲上腕関節 120°，肩甲胸郭関節 60°）。肩関節の挙上は肩甲上腕関節と肩甲胸郭関節の可動域を合わせた結果である。

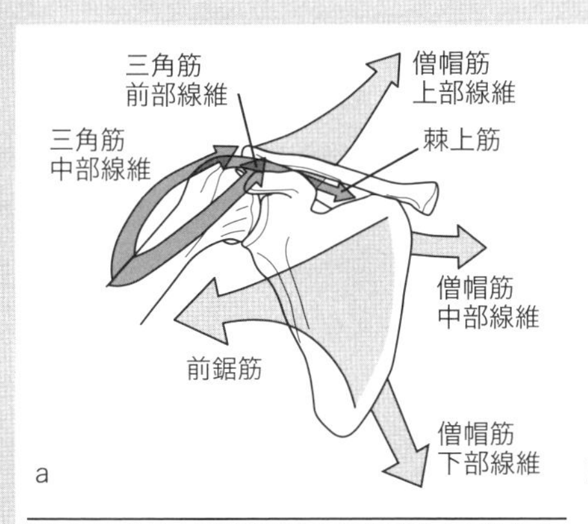

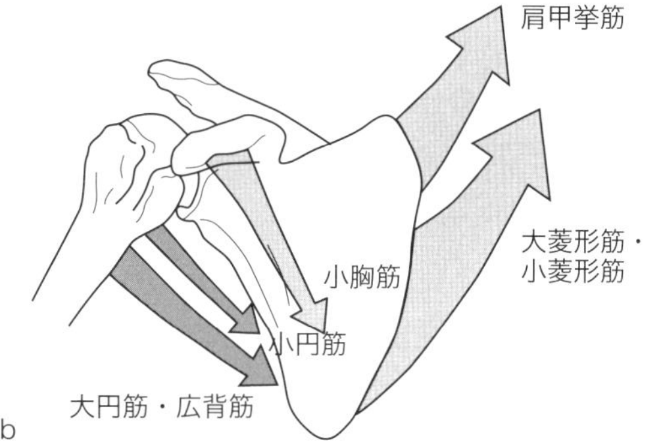

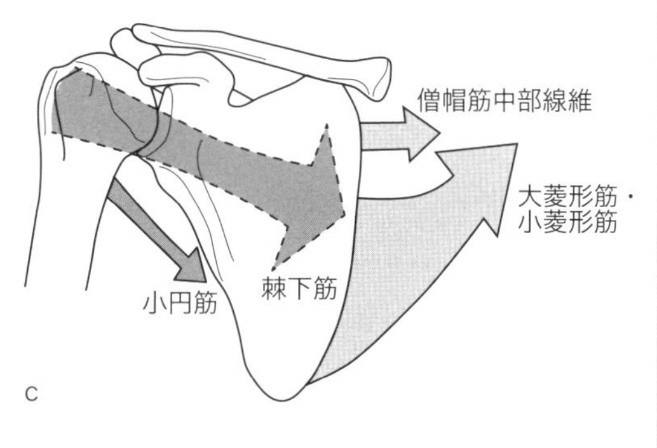

図 2-2-15　肩関節屈曲外転(挙上)時(a)，伸展時（b），外旋時（c）の筋の連動（文献 4 より引用）

a：主動作筋である三角筋と棘上筋が収縮し，肩甲骨の動きを僧帽筋，前鋸筋で制動する。b：広背筋，大円筋が主動作筋として働き，大・小菱形筋，肩甲挙筋，小胸筋が肩甲骨の動きに働く。c：棘下筋・小円筋が肩関節に作用し上腕骨を動かす。肩甲骨には僧帽筋中部線維や大・小菱形筋が作用する。

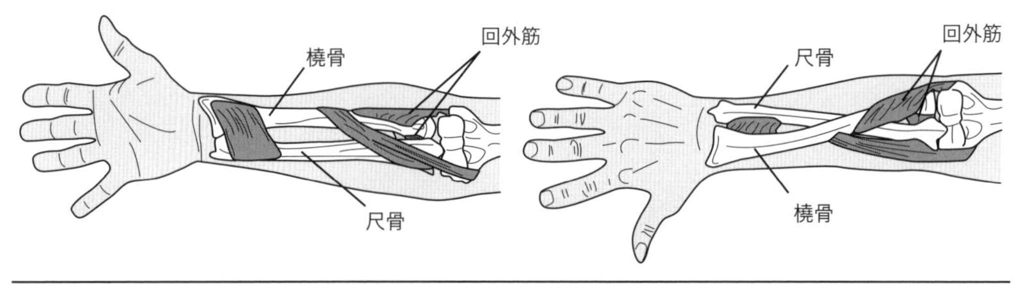

図 2-2-16　回外筋の解剖
回外筋は上腕骨外側上顆および尺骨回外筋稜から起始し，橈骨上部外側面に停止し，前腕の回外を行う。

はなく，外反にも作用すると考えられている[2)]。

(13) 回外筋

上腕骨外側上顆および尺骨回外筋稜から起始し橈骨上部外側面に停止する（**図 2-2-16**）。その名の通り前腕を回外させる。回外筋の隙間を橈骨神経枝の後骨間神経が走行しているが，絞扼などにより神経症状が出ると回外筋症候群となる。

2. 対象となる疾患・状況

(1) 肩腱板断裂

わが国における腱板断裂に関する疫学調査では，Yamamoto ら[12)]が山村の住民 683 名 1,366 肩（男性 229 名，女性 454 名，平均年齢 57.9 歳）における全層腱板断裂の有病率を調査した。その結果，全体の 20.7%，症状のあるものの 36%および無症状のものの 16.9%に全層腱板断裂が存在したことを報告している。Minagawa ら[13)]も村民 664 名 1,328 肩（男性 242 名，女性 422 名，平均年齢 69.5 歳）において，147 名（22.1%）に全層腱板断裂が存在し，そのうち 96 名（65.3%）（全体の 14.4%）が無症候性であったことを報告している。

以上のように，一般人口における腱板断裂の有病率は約 20%であり，そのうち症候性断裂が 1/3，無症候性断裂が 2/3 を占めることが報告されている。また，加齢とともに有病率も増加し，70 代が最も多く約 300 万人で全体では約 1000 万人が全層断裂をもっていると推定されている[14)]。

腱板断裂の発生メカニズムは変性と外傷性に大別される。変性による腱板断裂のメカニズムには，加齢による変性[15)]，血流障害による変性[16)]，変性に伴う力学強度の低下[17)]など諸説がある。

(2) 投球障害肩

投球障害肩とは病態診断名ではなく，投球動作のあるオーバーヘッドスポーツや特定の動作

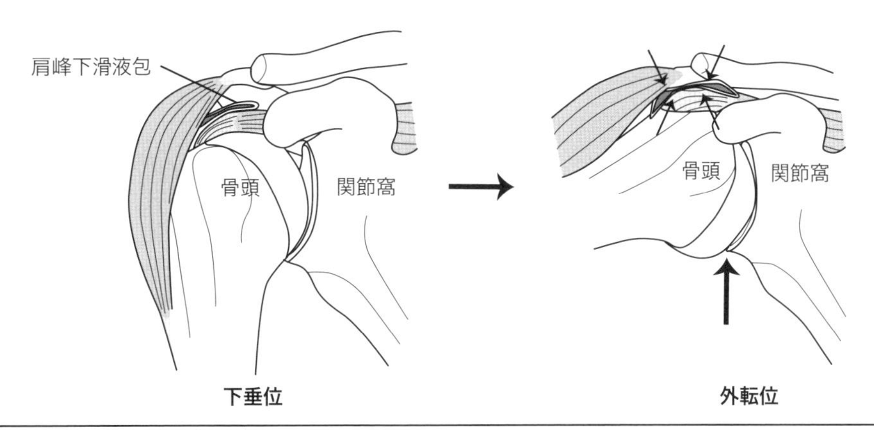

図 2-2-17　肩峰下インピンジメント
上方支持組織の滑走障害や棘上筋の機能障害により肩関節挙上時に骨頭が上方に偏移することで生じるとされる。

で疼痛が出現する状態を指す。投球数や投球動作が多い野球の投手や捕手などにおけるオーバーユースが原因となる。また，肩関節のみが原因ということは少なく，身体全身の運動が関連しているとされる[18]。

投球障害肩は様々な病態を有しており，ローテーターカフや上腕二頭筋腱長頭が深くかかわる肩峰下でのインピンジメント症候群や，関節唇や関節包の損傷（上方関節唇損傷；superior labrum anterior and posterior lesion，SLAP 損傷と呼ばれる），臼蓋関節窩後下縁のベネット（Bennett）損傷といわれる骨棘形成などがあげられる。

野球の投球時のローテーターカフを筋電図学的視点から調査した研究[19]では，投球時の最大外旋位となるレイトコッキング期において棘下筋や小円筋に，加速期において肩甲下筋上部線維に，減速期において小円筋に強い筋活動がみられたと報告されている。これらの強い筋活動が投球中にみられることは，それだけ強い負荷がローテーターカフにかかっていると考えられている。また，ローテーターカフ以外の筋にも，投球時に肩甲骨を安定させるために広背筋，前鋸筋，肩甲挙筋を代表とした肩甲骨周囲筋群の筋活動も活発となる。

(3) 回旋腱板関連疼痛（rotator cuff related shoulder pain：RCRSP）

肩の疼痛の病理学的原因を診断することは困難な場合が多く，ローテーターカフなどインナーマッスルに関連した肩の疼痛は RCRSP と呼ばれる。肩関節を構成する構造上の痛みのほか，運動および機能障害（肩峰下インピンジメント症候群，肩峰下滑液包炎，肩腱板の腱障害など）に起因するものを含み，原因が複合して生じている場合もある[20]。

肩峰下インピンジメントやそれに伴う肩峰下滑液包炎は肩の挙上時に疼痛がある。肩関節腱板の腱障害では一般的に持続的な痛み，腫れ，機能障害，筋力低下などの症状がある。腱板断裂を有する多くの症例の疼痛は，肩甲上腕関節周囲の軟部組織に力学的なストレスが加わった際に出現しているとされている（**図 2-2-17**）。また，肩甲上腕関節以外の原因を考慮すると，前鋸筋や僧帽筋下部線維の活動性の低下と，その結果生じる僧帽筋上部線維の過活動性により肩甲骨の位置異常および肩甲骨の動きの変化（上肢挙上時の過剰な上方移動および肩甲骨前傾）が生じ，肩峰下インピンジメントまたは肩甲上腕関節の不安定化を引き起こすとされる[21～24]。

(4) 変形性肩関節症

肩甲上腕関節の変形性関節症は肩の疼痛の原因の1つである。人口統計学的には65歳以上の16.1～20.1%にX線上の関節症変化を認めたとされる[25, 26]。インナーマッスルトレーニングを主体とする理学療法上の目標としては，疼痛の軽減，関節可動域の拡大，関節保護があげられる[27]。

(5) 上腕骨外側上顆炎

肘の外側に痛みが出現し，特にスポーツではテニスに多いことからテニス肘と呼ばれることもある。物をつかんで持ち上げる，タオルを絞るなどの動作時に肘の外側から前腕にかけて痛みが出現する。

原因としては，主に短橈側手根伸筋の起始部の炎症が原因とされており，他にも長橈側手根伸筋や総指伸筋も関与していると考えられている。上腕骨外側上顆の深層には回外筋も付着しているが，これらの関連性についてはまだ検討されていない。

3. トレーニング方法

トレーニング方法を決定するには，強度（重量など），回数，頻度，時間，セット数などに留意しなければならない。インナーマッスルトレーニングの最適な効果を得るためには，目的によってプログラムを選択しなければならない。例えば，筋力の向上，神経系の強化，筋肥大，筋持久力の強化などが目的としてあげられるが，その他，筋の収縮を促すことによる機能障害の改善によって疼痛の軽減につなげる，腱障害（tendinopathy）などの腱付着部を改善するなど，目的によって手段の選択が必要となる。筋力の向上には一般的には高強度・低回数でのトレーニング，筋持久力の向上には低強度・高回数でのトレーニングが推奨されているが，肩のインナーマッスルのトレーニングにおいては，様々な検討がされているものの，まだ一定の見解が得られるにはいたっていない。

最大随意等尺性収縮に対する割合（percentage of maximum voluntary isometric contraction：% MVIC）で考えると，20% MVIC以下がいわゆる低負荷（low）として分類されることが多いが，生体力学的には15% MVICを超えると，新しく修復される腱板において望ましい負荷よりも高い負荷となってしまう可能性があると考えられている[28]。

臨床上では，肩のインナーマッスルトレーニングにおいてチューブ・ゴムバンドや低重量のダンベル・重錘を用いることが多いが，高強度のトレーニングの効果を示す報告も散見される[29]。トレーニングの導入時から高強度のトレーニングを実施することでさらなる疼痛の

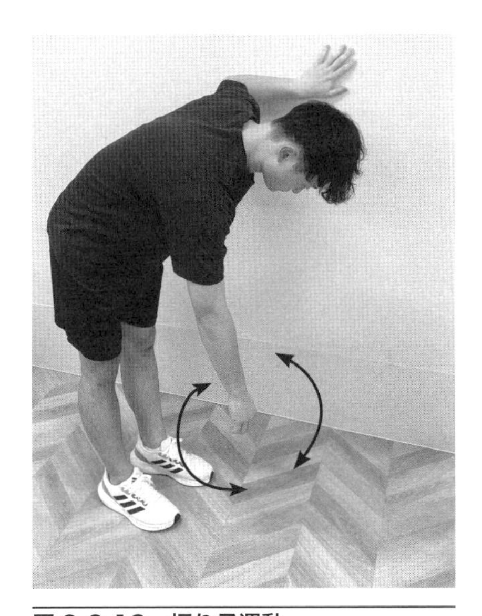

図 2-2-18　振り子運動
上肢を脱力し，体幹や下肢の重心移動を利用して，肩関節を時計まわりや反時計まわり，前後，左右に動かす。

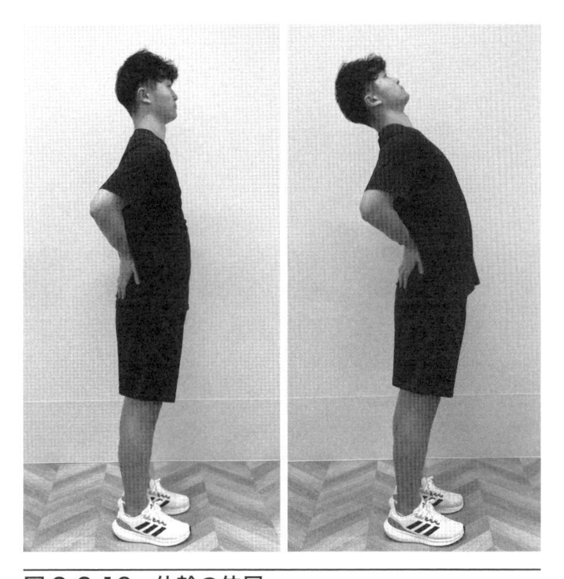

図 2-2-19　体幹の伸展
手を腰部から殿部に当てておき，腰椎だけでなく胸椎の伸展を意識して行う。頚部の過伸展にも注意する。

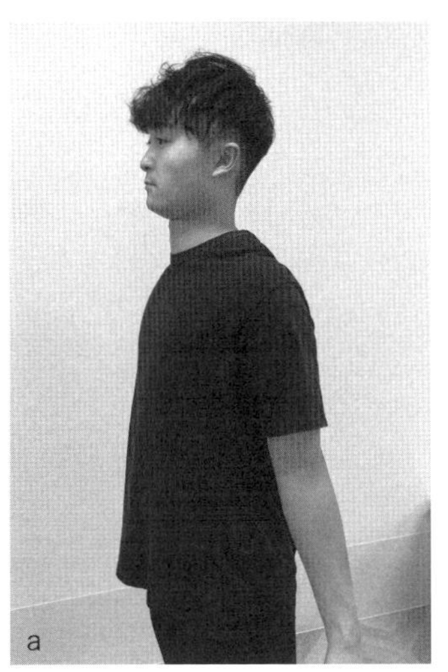

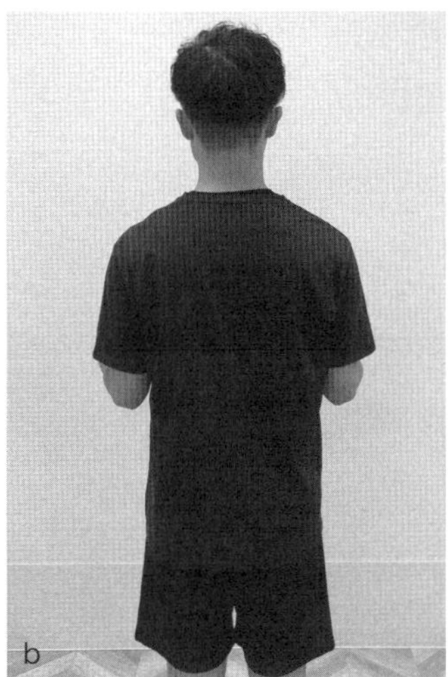

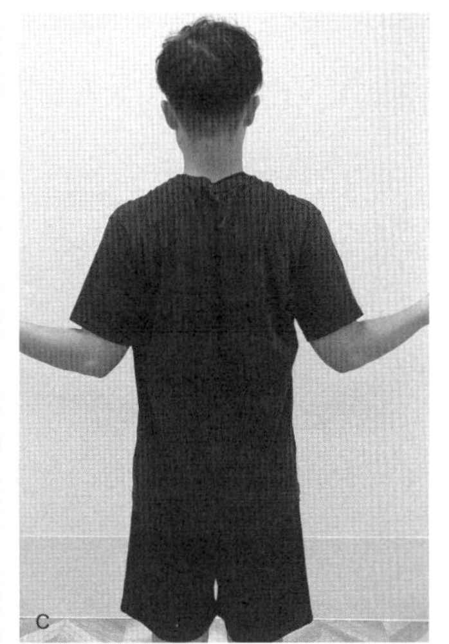

図 2-2-20　ショルダーシュラグ（a）と肩甲骨の内転運動（b，c）
a：肩甲骨の挙上と内転を意識し，保持する。b，c：肩甲骨を寄せるように保持する。良肢位を保持することを意識する。

増大や外傷リスクが高まることが予想されるため，段階的に目的に応じた負荷設定が必要になる。あくまで本節で示す回数や重量，負荷設定は参考とし，現場で用いる負荷量やセット数に関しては対象者の状態に応じて考慮する必要がある。

代表的なインナーマッスルトレーニングを**図 2-2-18 ～図 2-2-34** に示した。これらのトレーニングには筋力強化のみではなく，ストレッチや上肢以外の代表的なエクササイズも含ま

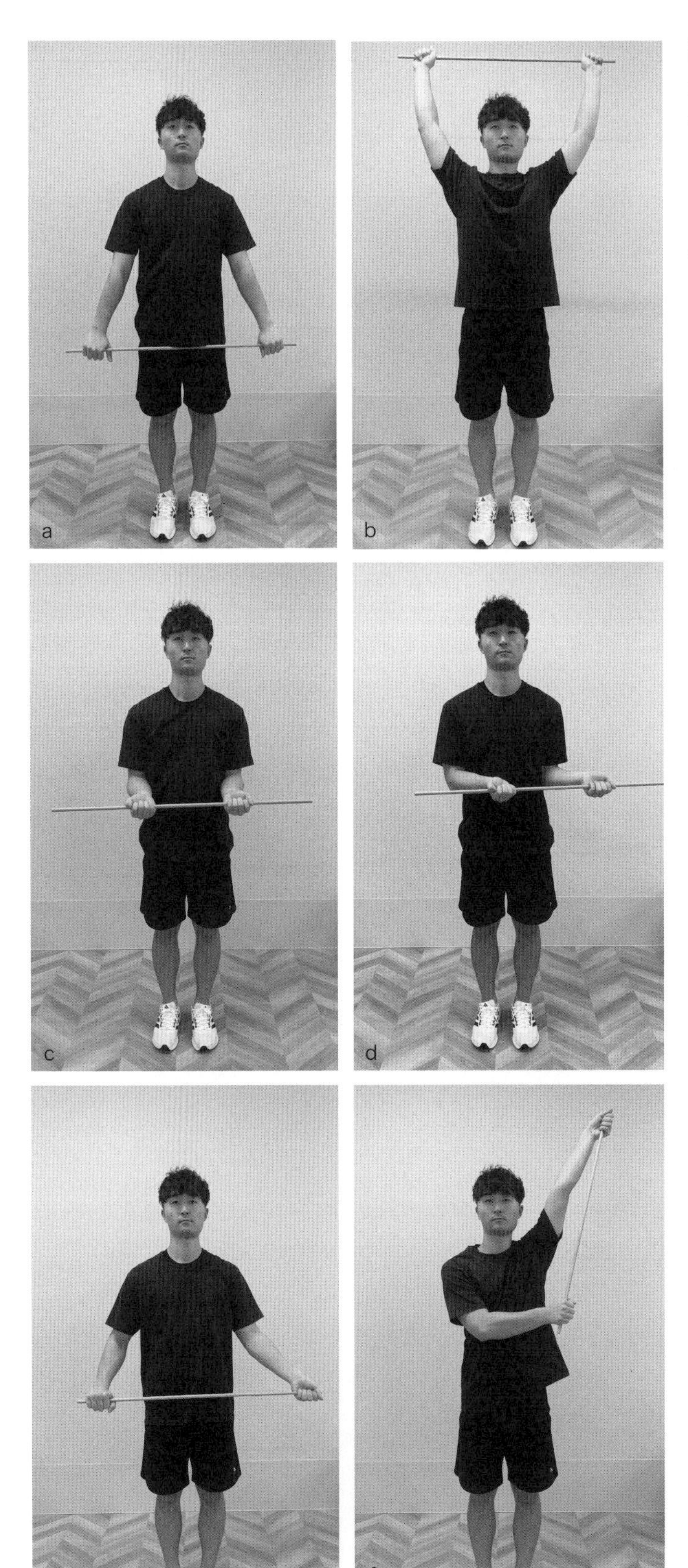

図 2-2-21　棒体操
杖や棒を用いて自動運動・自動介助運動を行う。臥位で行ってもよい。挙上，外旋，外転をそれぞれ10回，2～3セット行う。a:挙上開始肢位, b:挙上位, c:外旋開始肢位，d:外旋位，e:外転開始肢位，f：外転位。

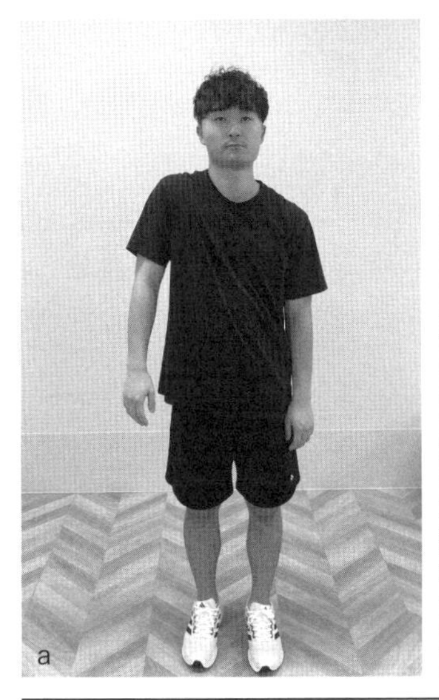

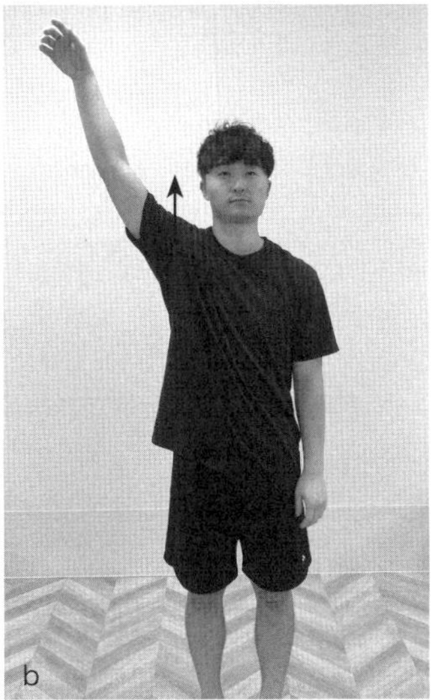

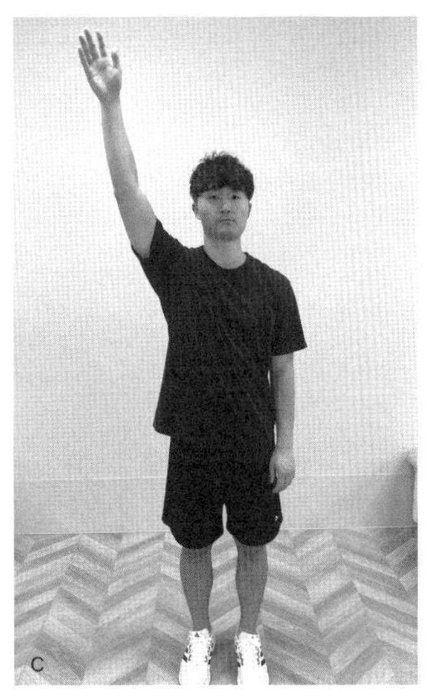

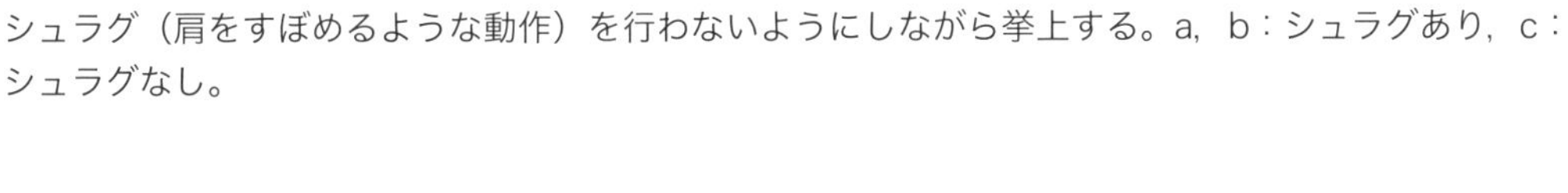

図 2-2-22　自動挙上運動
シュラグ（肩をすぼめるような動作）を行わないようにしながら挙上する。a，b：シュラグあり，c：シュラグなし。

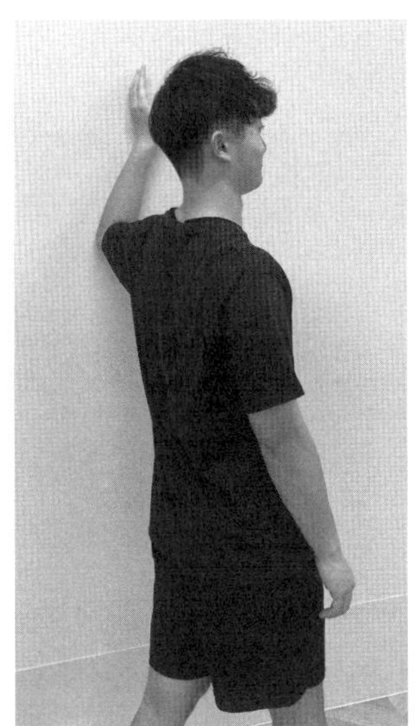

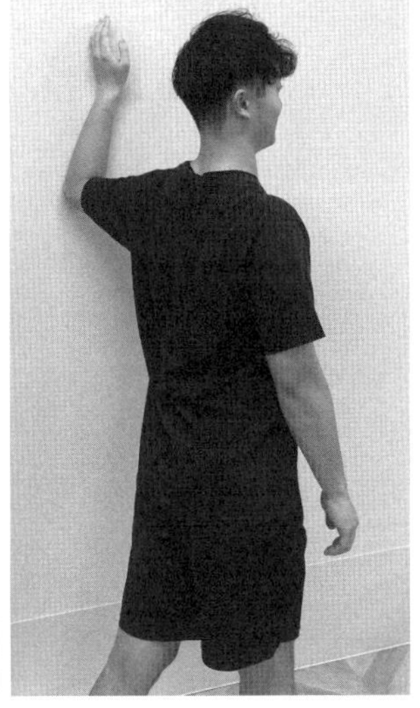

図 2-2-23　肩前方のストレッチ
壁や柱などを用いて行う。上肢は固定し，体幹を前方に出すことでストレッチし，30 秒間保持する。これを 5 セット行う。セット間に 10 秒の休憩を挟む。

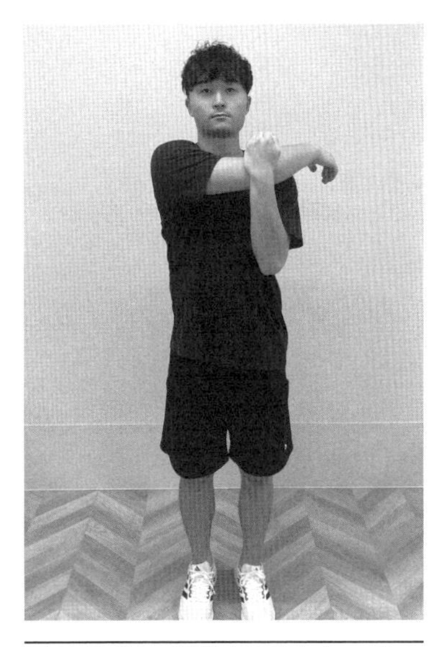

図 2-2-24　肩後方のストレッチ
上肢を交差するように保持し，ゆっくりとストレッチする。この姿勢を 30 秒間保持する。これを 5 セット行う。セット間に 10 秒の休憩を挟む。

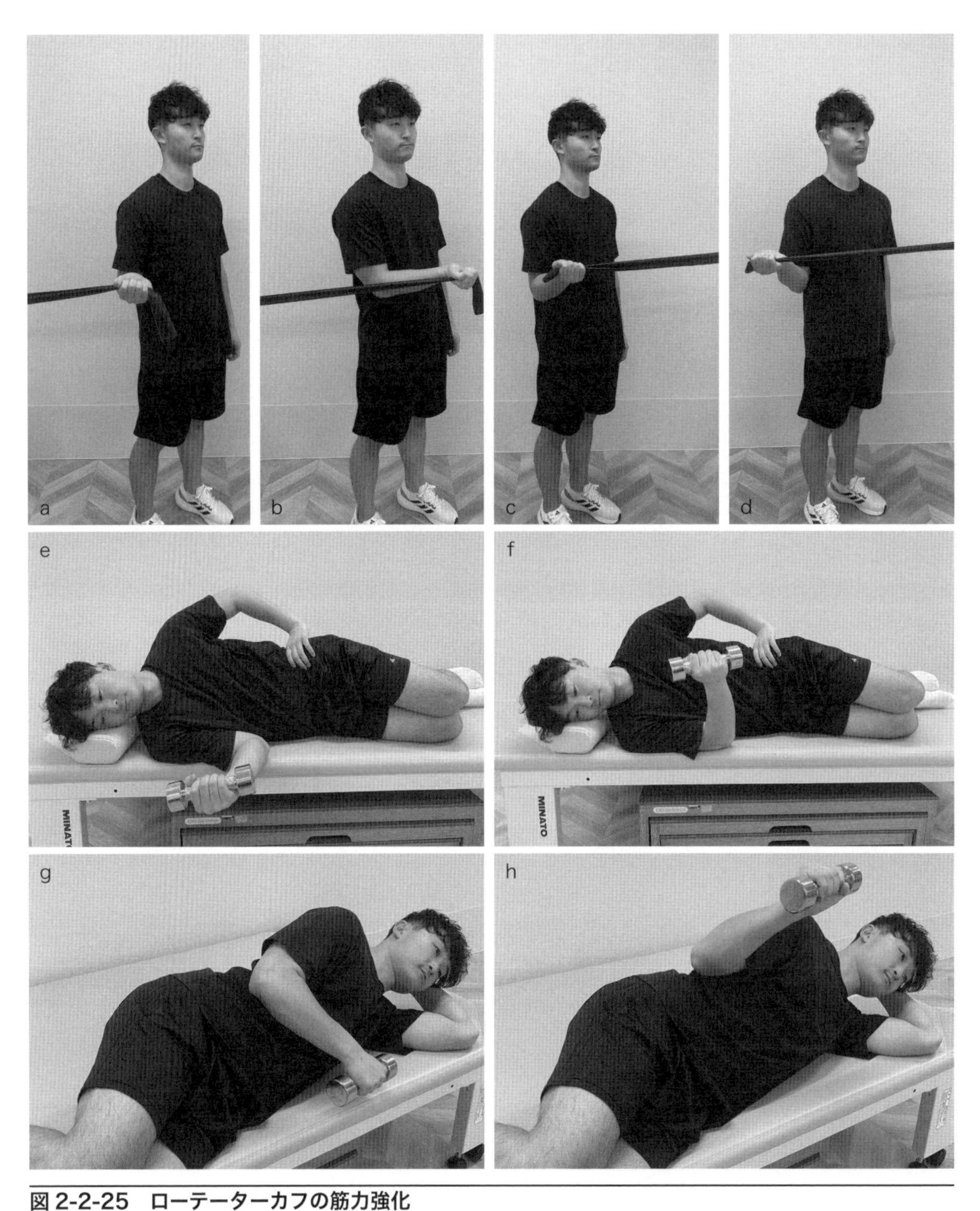

図 2-2-25　ローテーターカフの筋力強化

a，b：バンドを用いた内旋運動，c，d：バンドを用いた外旋運動，e，f：軽いダンベル（0.5〜2 kg）を用いた内旋運動, g, h:軽いダンベル（0.5〜2 kg）を用いた外旋運動。上腕骨の軸に注意して，それぞれ 10〜15 回，2〜3セット行う。

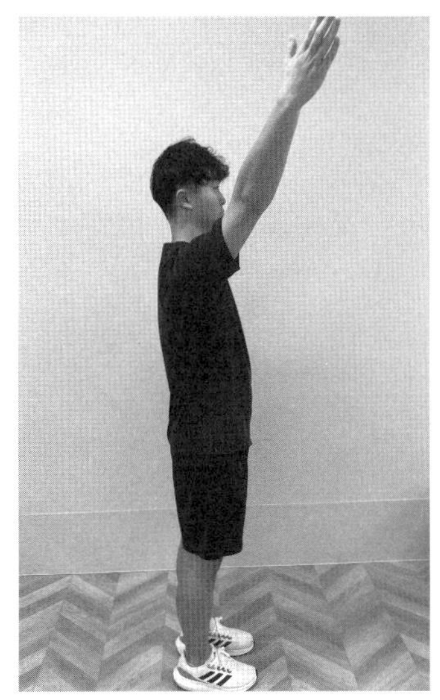

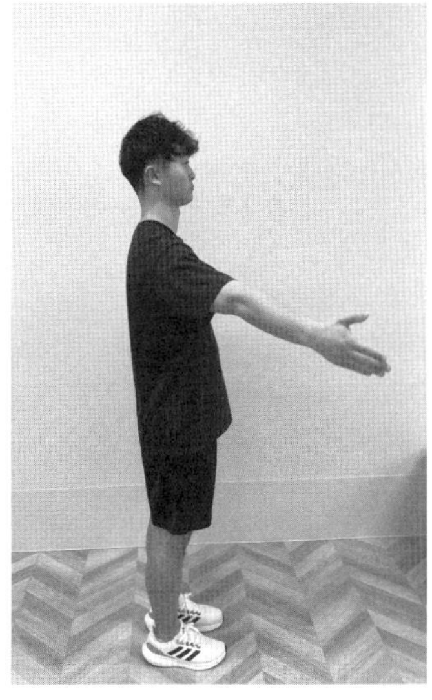

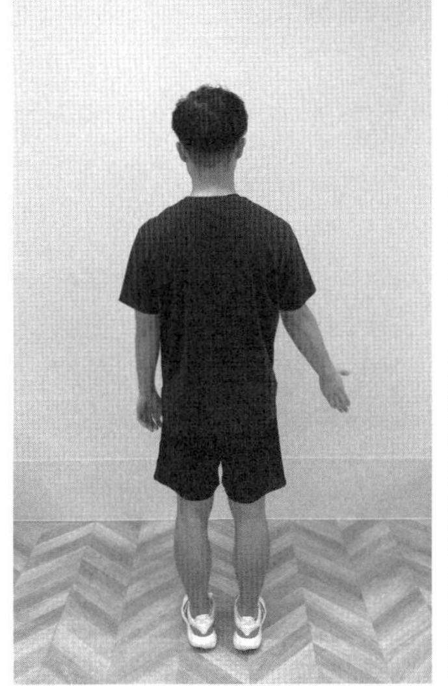

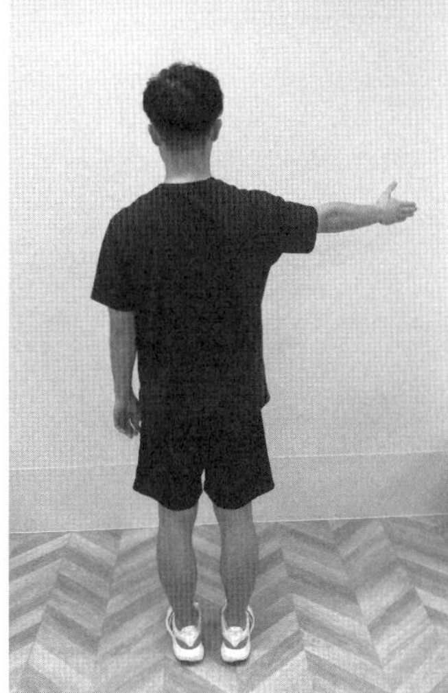

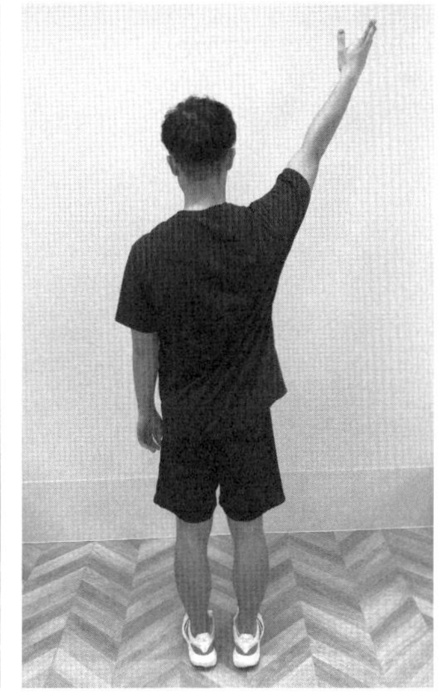

図 2-2-26　肩甲骨面上での挙上運動（scaption exercise）
約 30° 水平内転位に上肢を位置させ，肩甲骨面上で上肢の挙上を行う。疼痛の出ない範囲で行う。

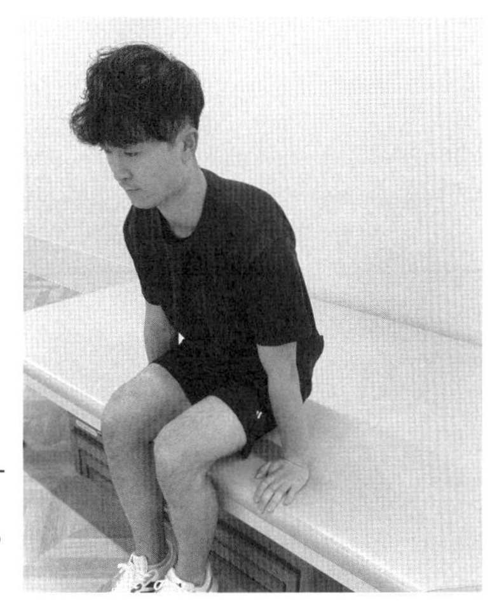

図 2-2-27　チェアプレス
椅子の座面を上肢で押し，殿部を床面から離す。脊柱が曲がらないようにして行う。

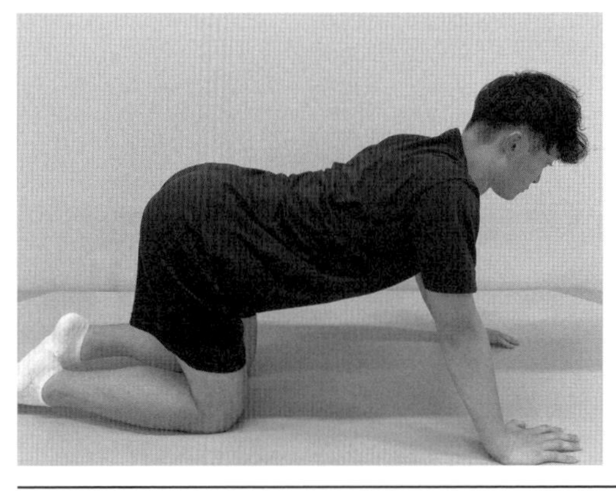
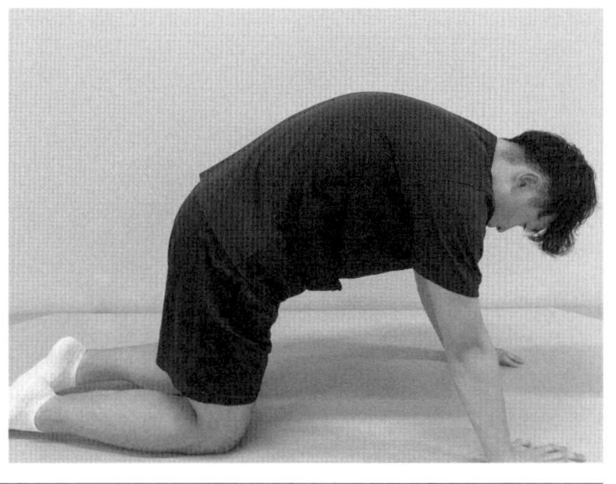

図 2-2-28 プッシュアッププラス
体幹を丸めるようにしながら，肩甲骨の外転・上方回旋を促す。

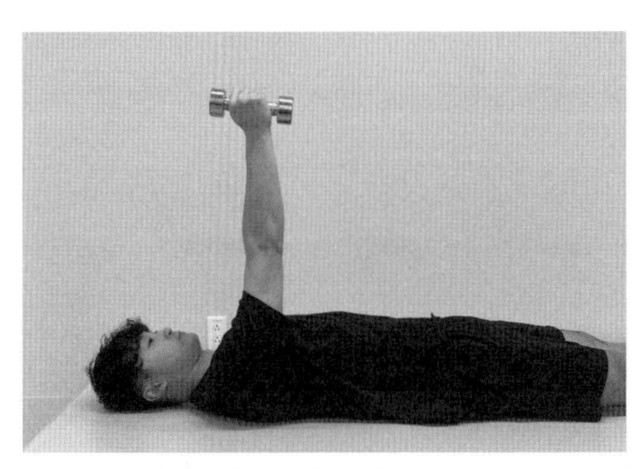
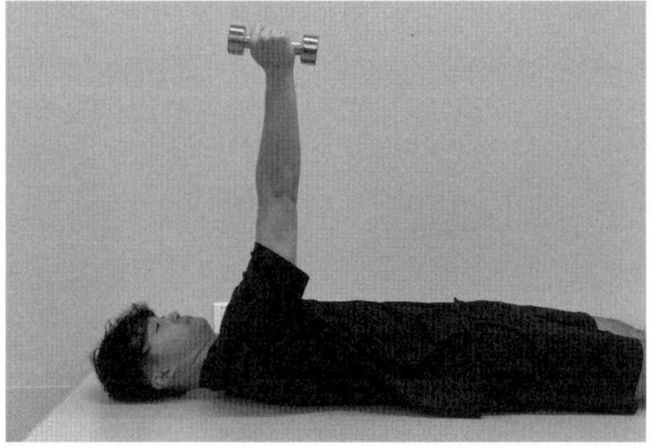

図 2-2-29 プレスアップ
背臥位で肘伸展位のままダンベル（2 kg 程度）を遠くに離すように肩甲骨の外転・上方回旋を行う。10 ～ 15 回，2 ～ 3 セット行う。

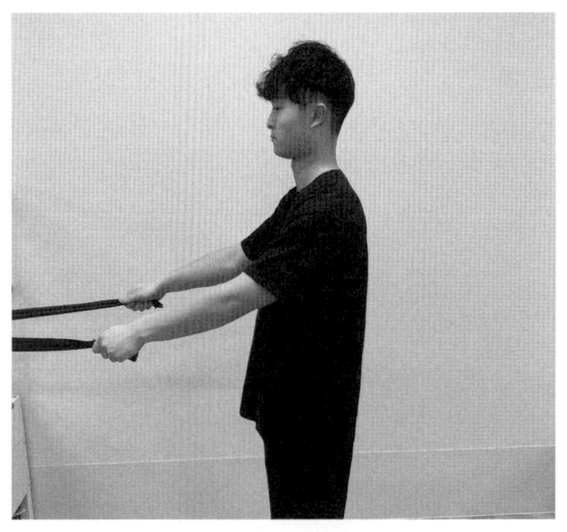
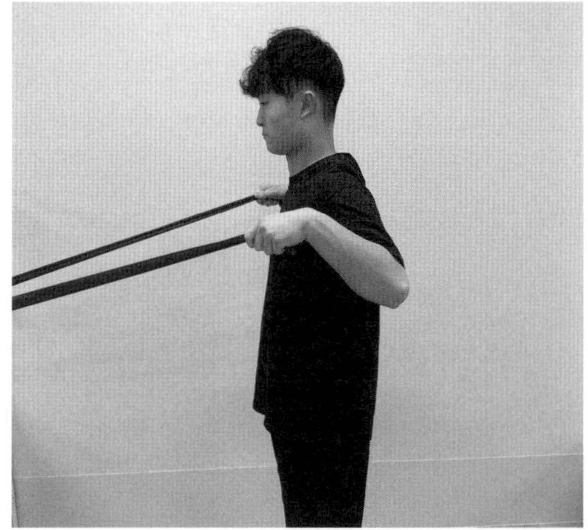

図 2-2-30 ロウエクササイズ
座位または立位で肘を曲げながらバンドやチューブを後方に引く。同時に肩甲骨を寄せるように内転を行う。10 ～ 15 回，2 ～ 3 セット行う。

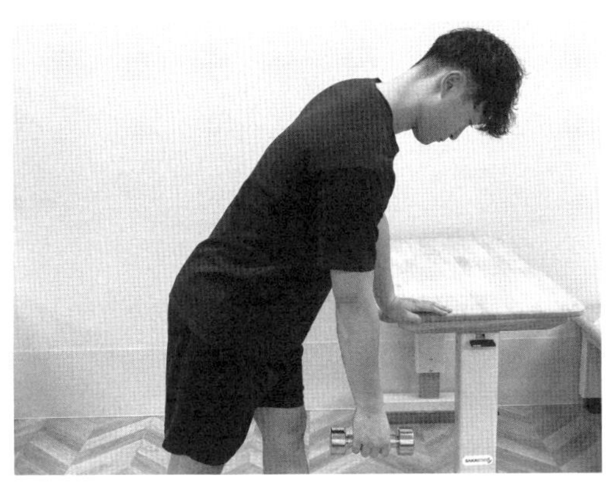
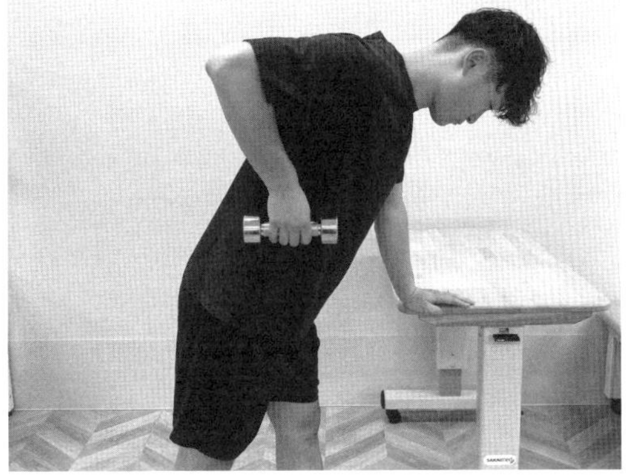

図 2-2-31　アップライトロウエクササイズ
机などを用いて前傾位になり，上肢を下垂した位置から開始し，肩甲骨を寄せるように内転させながら上肢を後方に引く。負荷は状態によって 2.0 ～ 10.0 kg，10 ～ 15 回，2 ～ 3 セット行う。

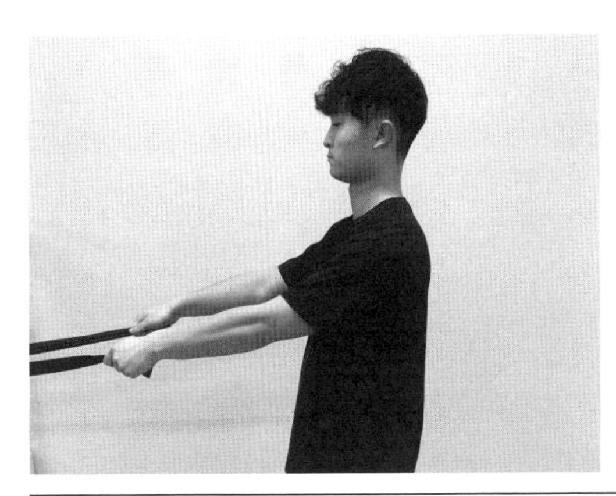
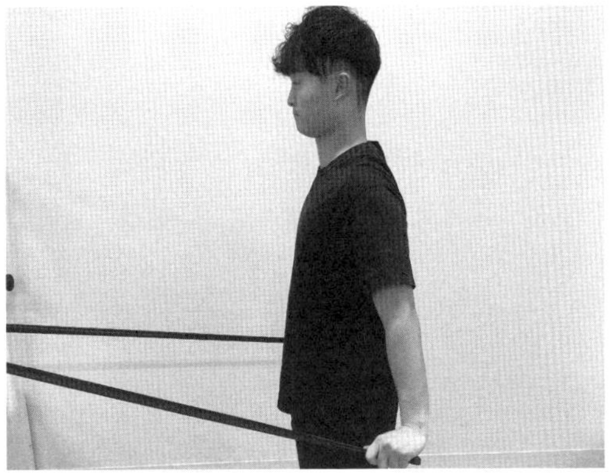

図 2-2-32　僧帽筋のエクササイズ
立位でバンドやチューブをもち，肘を伸展させたまま後方に引く。10 ～ 15 回，2 ～ 3 セット行う。

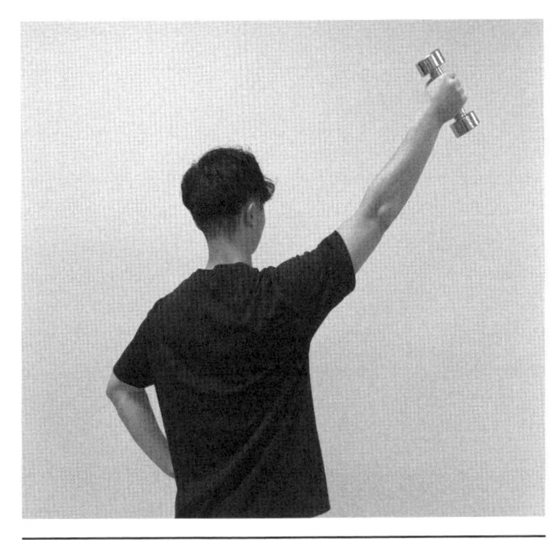

図 2-2-33　フルカンエクササイズ
肩関節外旋位で肩甲骨面上での挙上運動を行う。負荷は 2.0 kg 程度，10 ～ 15 回，2 ～ 3 セット行う。

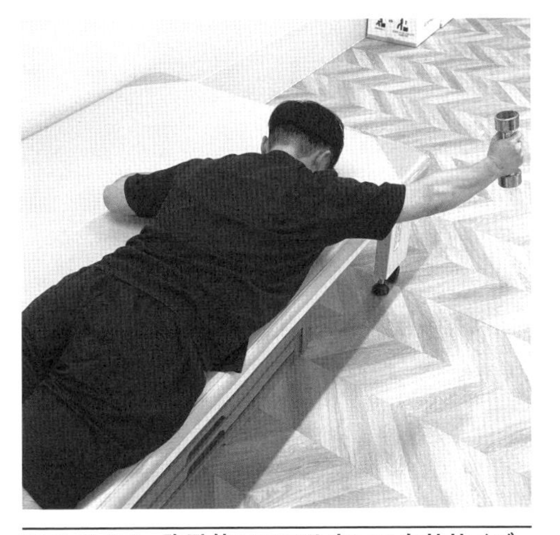

図 2-2-34　腹臥位でのフルカンエクササイズ
腹臥位になり，肩関節外旋位で肩甲骨面上での挙上運動を行う。負荷は 2.0 kg 程度，10 ～ 15 回，2 ～ 3 セット行う。

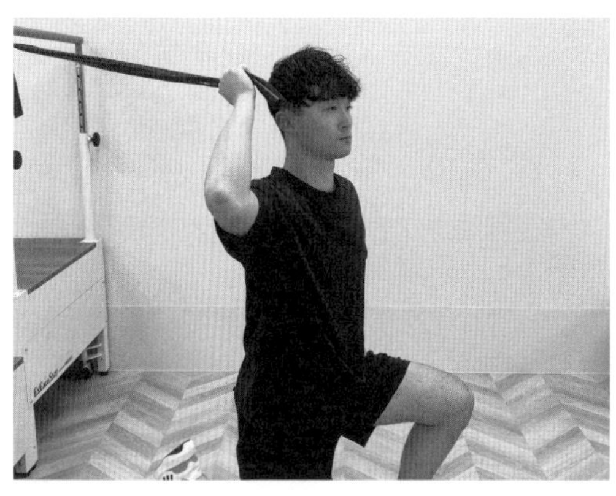
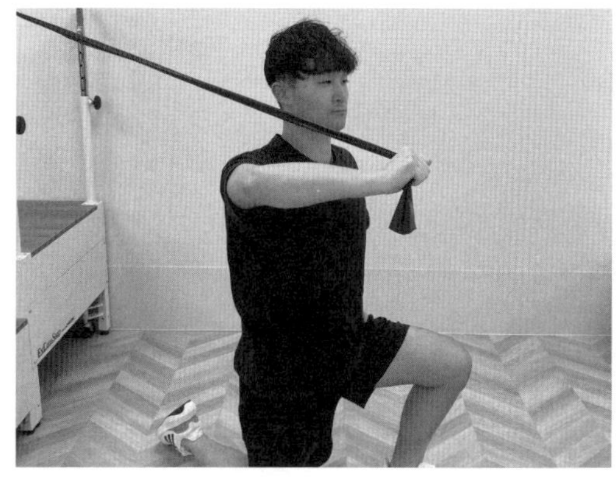

図 2-2-35　加速期を意識した内旋筋群のトレーニング
上腕骨の軸に注意し，チューブの抵抗を用いて瞬発力を意識した内旋運動を行う。

れており，インナーマッスル単独よりも肩関節複合体の機能改善として行われることが一般的である[30〜32]。バンドやチューブ，ダンベルを使用しているものもあるが，前述したように負荷量には注意して行う必要がある。一般的に痛みの出ない範囲で行うことやフォームが崩れない負荷量で行うことが推奨されている。

また，肩関節周囲のトレーニングを実際に行う際には，ローテーターカフのみではなく，肩甲骨の運動や体幹の姿勢保持にかかわる僧帽筋や前鋸筋，体幹筋などの筋活動も高まるとされる[33, 34]。

(1) 投球障害肩に対するインナーマッスルトレーニング

肩甲上腕関節に痛みが生じている場合など，患部に対する積極的なトレーニングが有効ではないと判断されるときは，肩甲上腕関節以外の関節，つまり肩甲帯や胸椎・胸郭など患部以外のエクササイズから行う。

インナーマッスルトレーニング初期では，運動時のインナーマッスルの選択的収縮が行えるように開始する。自動介助運動から開始し，肩甲上腕関節に負担とならないよう運動軸がずれないように行う。徐々に自動運動，徒手的な抵抗運動へと進めていく。最終的には前述した%MVICの負荷に耐えうるインナーマッスルの強化が必要である[35]。

段階的に負荷量を調整することが必要であることに加え，投球動作へと繋がるインナーマッスルトレーニングが重要となる。肩関節腱板の代表的なエクササイズに加え，求心性，遠心性を意識した運動様式や動作を用いたエクササイズを行う。特にプライオメトリクスを導入していくが，これらも負荷量を徐々に調整して行う（**図 2-2-35**，**図 2-2-36**）。

これらのインナーマッスルトレーニングによって投球障害肩が治癒したり予防ができるというわけではない。トレーニングによる筋力強化や動作学習をしながら投球復帰に向けたリハビリテーションを並行して行う必要がある。

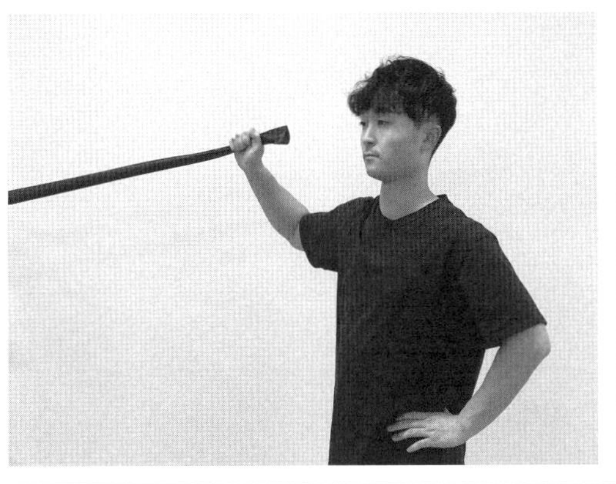

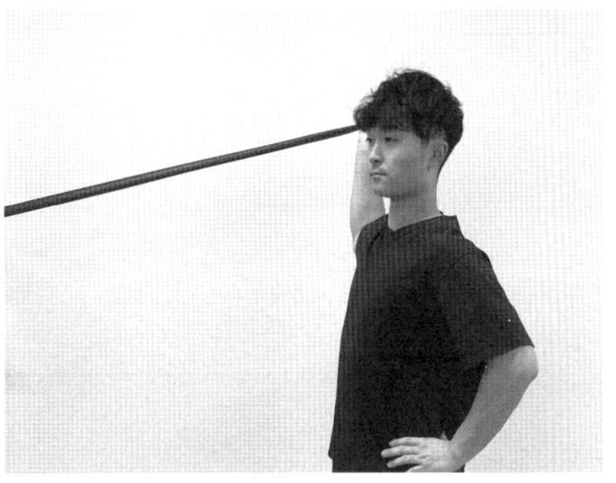

図 2-2-36　外旋筋群のトレーニング
加速期に内旋運動へと切り替わる際，外旋筋群がブレーキとなる。肩関節の求心性を意識して瞬発的に行う。

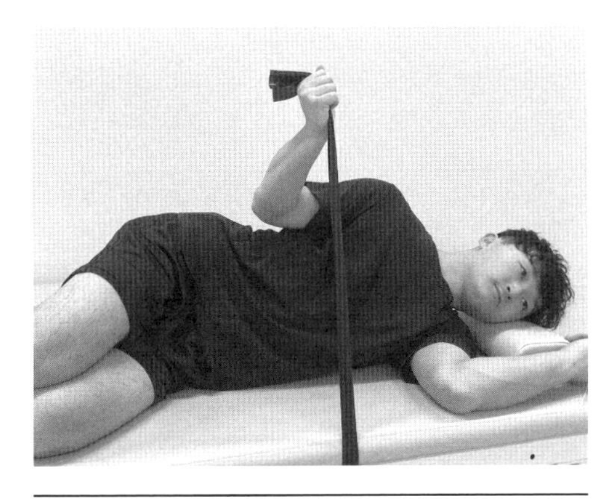

図 2-2-37　外旋筋群のトレーニング
側臥位でバンドやチューブを用いて棘下筋，小円筋などの外旋筋群の強化を行う。

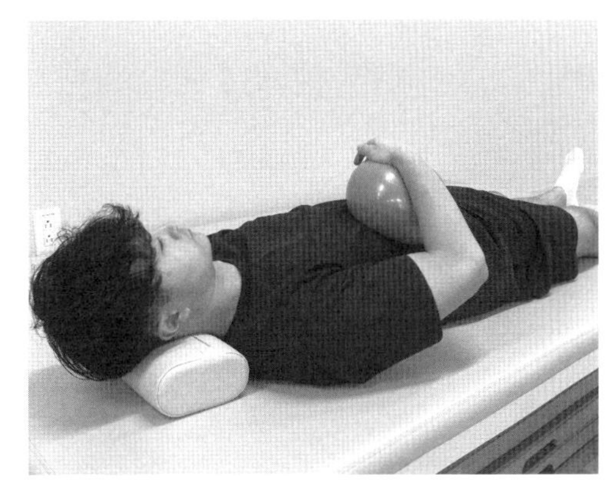

図 2-2-38　内旋筋群のトレーニング
背臥位になり，肩関節 30° 外転位で腹部にボールなどを置き（ベリープレステストの肢位）抵抗負荷を加えて内旋筋群の強化を行う。

(2) 変形性肩関節症に対するトレーニング

関節可動域運動のほか，代表的な筋力トレーニングとして三角筋の活動を抑えた棘上筋や棘下筋などのインナーマッスルトレーニングを行う（**図 2-2-37**，**図 2-2-38**）。関節症の場合，関節運動により疼痛が生じることが多く，等尺性収縮運動から開始し，徐々に疼痛の出ない範囲での求心性収縮運動などを行う[27]。

(3) 肩甲帯，胸郭周囲のトレーニング

筋電図学的解析から，上肢の運動時には僧帽筋，前鋸筋をはじめとした肩甲骨周囲の筋活動も活発化する。Scaption exercise（**図 2-2-26**）やタオルウォールスライド（**図 2-2-39**），チューブを用いた外旋挙上運動（**図 2-2-40**）ではそれぞれ異なった筋活動を示すとされる[33]。

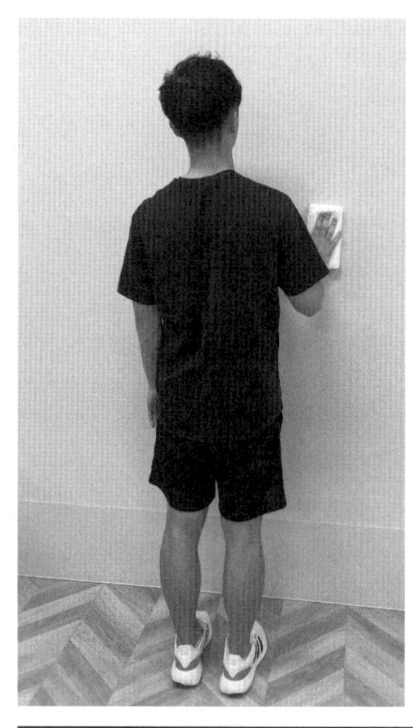
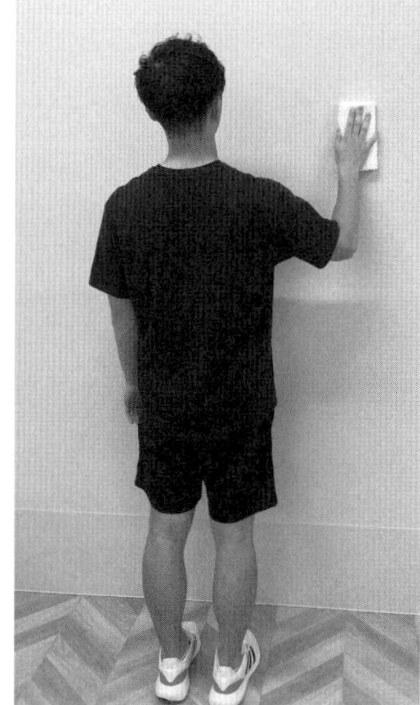
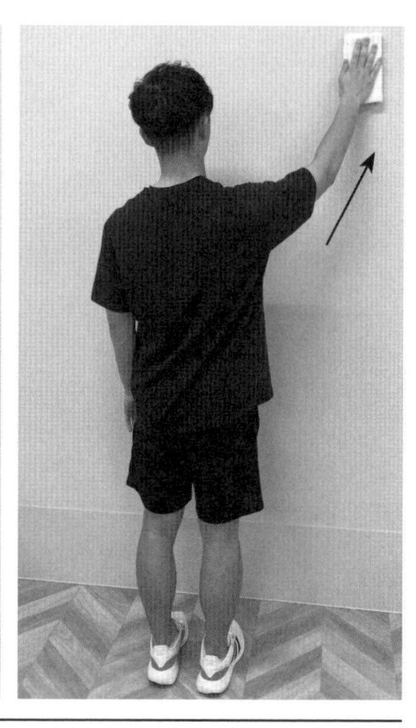

図 2-2-39　タオルウォールスライド
壁に対して肘関節屈曲 90° にし，前腕の長さの分壁から離れた位置から開始する。壁にタオルを押し付けるように肩甲骨面上をスライドさせ，肘関節屈曲位から伸展位まで挙上する。動きを確認しながら 4 秒間かけて挙上し，4 秒間かけておろす。

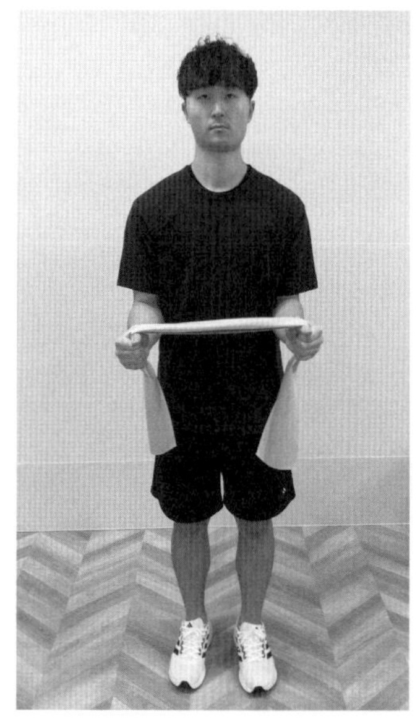
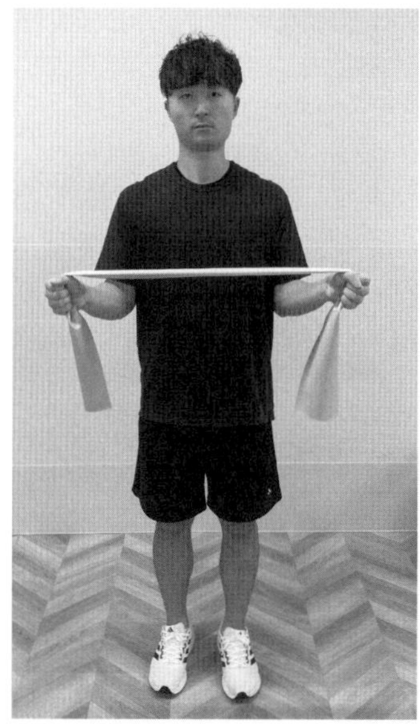
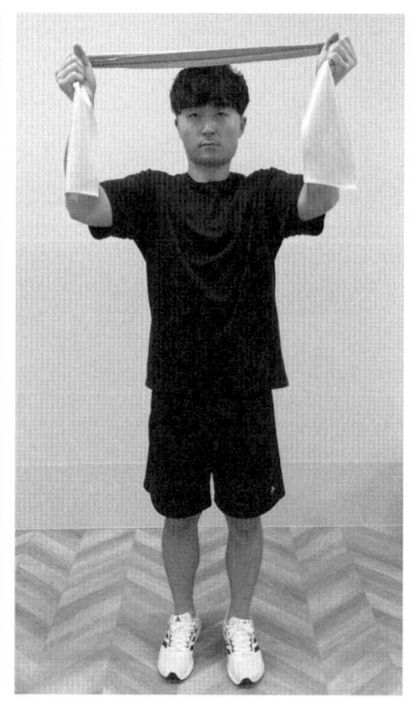

図 2-2-40　外旋筋および肩甲骨周囲のトレーニング
軽い負荷のバンドやチューブを用いて 30° 外旋位を保持したまま上肢を挙上する。

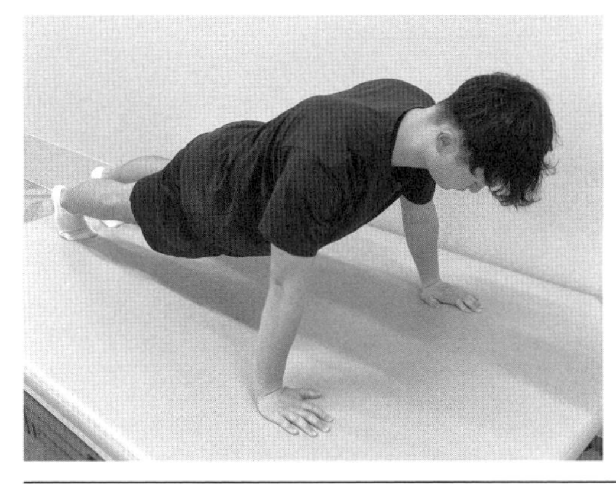
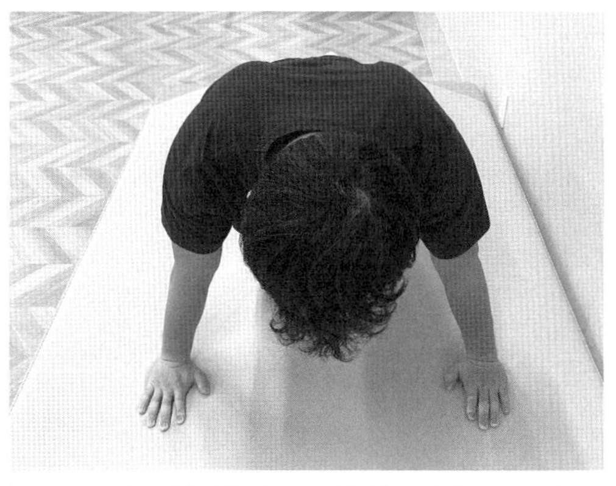

図 2-2-41　プッシュアップの開始肢位
上肢のクローズドキネティックチェインエクササイズとして代表的なもので，動的安定性（dynamic stability）の改善に寄与するとされる。肘関節を 90° 屈曲位まで身体を下ろし，開始肢位に戻る。

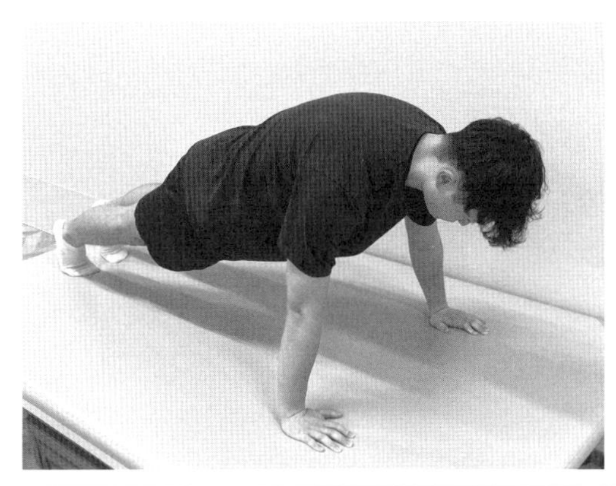
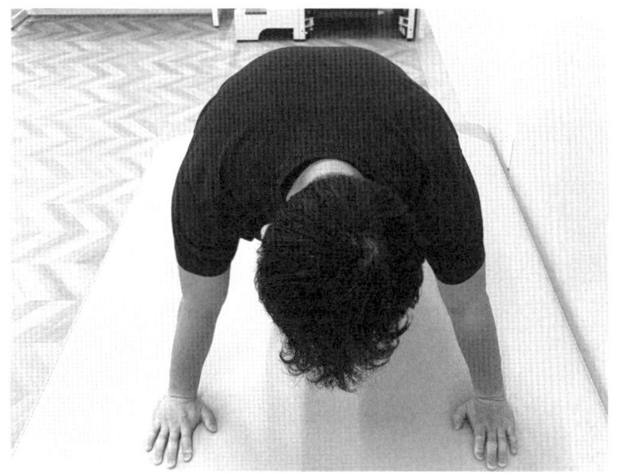

図 2-2-42　プッシュアッププラスの開始肢位
肩甲骨を外転・上方挙上させ，体幹が軽く丸くなるような姿勢となる。

プッシュアップ（**図 2-2-41**）は代表的な上肢のクローズドキネティックチェイン（closed kinetic chain：CKC）トレーニングとして行われており，筋力の向上だけでなく，動的安定性や神経筋活動のコントロール，協調性の改善を目的に行われる。また，肩甲骨周囲の動的安定性に注目しプッシュアッププラスと呼ばれる肩甲骨の外転・上方回旋を加えた運動も行われることがある（**図 2-2-42**）。プッシュアップはさらに不安定板やバランスボールなどを用いて難易度を変えた方法で行われる。いずれも不安定になるほど肩甲骨周囲筋群の筋活動は活発化するとされる[36, 37]。

(4) 肘関節周囲筋のトレーニング

肘筋は主に肘の伸展作用があり，肘関節の伸展運動による筋活動が筋電図学的研究によって確認されているが，主動作筋である上腕三頭筋より弱く，補助筋としての役割であると考えられている[8]。肘筋そのものを強化するという意図でトレーニングする機会は少ないと思わ

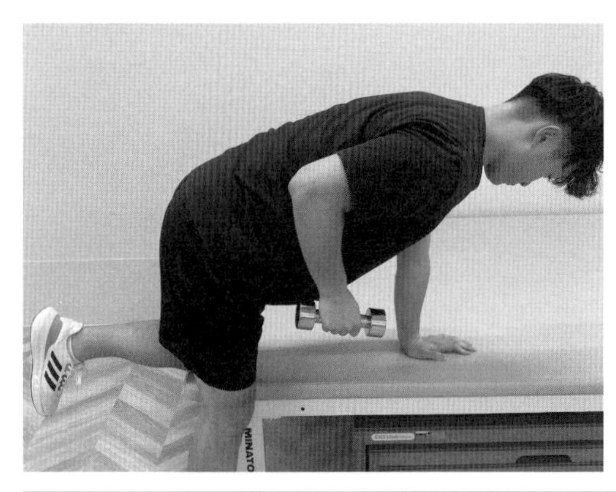
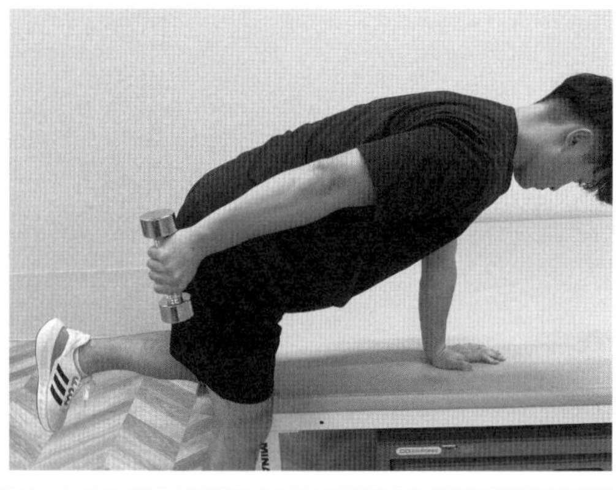

図 2-2-43　肘関節の伸展運動
上体を前傾位とし，肘 90° 屈曲位から伸展運動を行う。

れるが，肘関節伸展の補助筋として作用することを念頭に行う。一例を示す（**図 2-2-43**，**図 2-2-44**）。

回外筋は主に回外に作用する筋であり，一般的には筋力低下に対して行うことが多い。軽い負荷のダンベル（**図 2-2-45**）や場合によっては棒を用いた運動から開始することが多い。

4. トレーニング効果

腱板機能として関節窩に対する上腕骨頭の求心性を維持する動的安定化機構があり，棘上筋と三角筋とのフォースカップルは安定した肩関節の外転運動に働く。肩甲下筋は棘下筋・小円筋とともに求心性に働き，肩関節の安定性にきわめて重要な組織とされている[38]。

このように関節窩に対する上腕骨の求心性を保つことにより，疼痛の軽減や機能障害の改善を期待することもあるが，上腕骨頭に対する関節窩またはその逆の追従運動（いわゆる肩甲上腕リズム）に対するトレーニングにより，疼痛が軽減することもある。

これらの上腕骨頭と肩甲骨関節窩の関係を繋いでいるのがインナーマッスルであり，上腕骨頭と関節窩をローテーターカフが，肩甲骨と体幹（脊椎・胸郭）を菱形筋群や僧帽筋，前鋸筋が機能することで肩甲骨をコントロールし，上肢の運動の動的安定性を向上させる。しかし，肩関節周囲にはインナーマッスルのトレーニングのみで解決できない問題も含まれている。筋の短縮や関節包の硬さなど関節可動域の制限が原因の場合もあるため，個別にストレッチやモビライゼーションなどの手法で介入していく必要がある。

正常な肩で各トレーニングを行った際の筋電図検査の結果をまとめた報告があり，各運動中の肩関節腱板の% MVIC が示されている[39]。肩関節腱板損傷後などインナーマッスルトレーニングの開始時は低負荷で行い，徐々に負荷強度を増大させる際の運動処方の参考になると思われる。Low　0～15%，low to moderate 16～20%，moderate 21～40%，high 41～60%，very high 60%以上として分けられており，段階的に負荷を上げていくプログラムを組

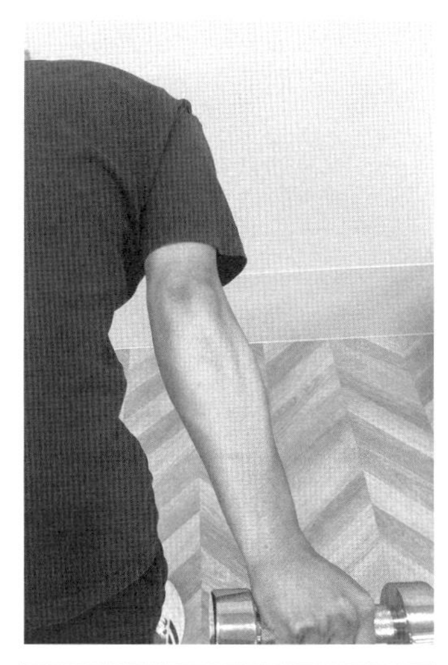

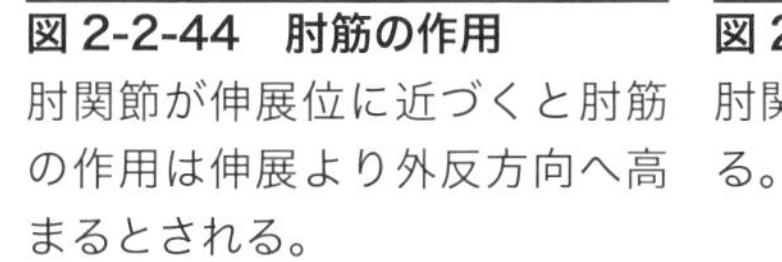

図 2-2-44　肘筋の作用
肘関節が伸展位に近づくと肘筋の作用は伸展より外反方向へ高まるとされる。

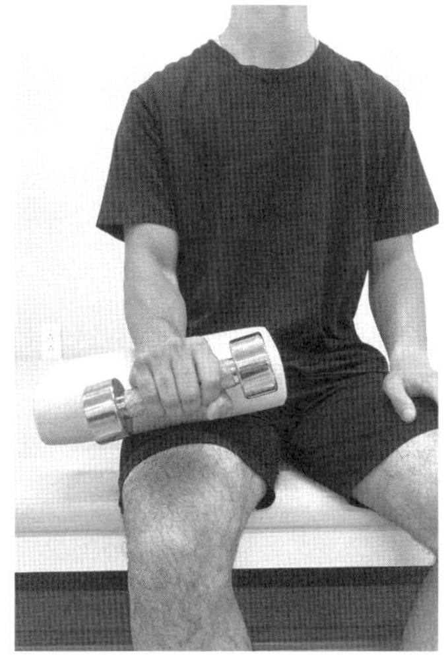

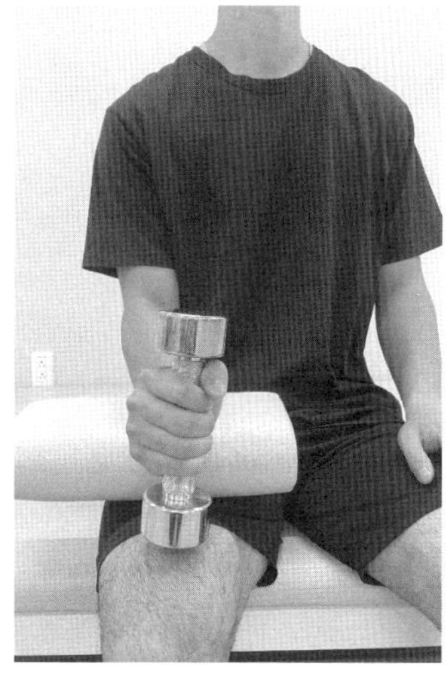

図 2-2-45　回外筋トレーニング
肘関節回内位から回外を行う。代償動作が出現しないよう注意する。

むことで新たな損傷リスクを軽減させる効果が期待される。

肩関節周囲のインナーマッスルトレーニングで注意すべき点として，肩関節周囲のアウターマッスル（三角筋，大胸筋など）の筋活動も高まる場合があるため，選択的なインナーマッスルトレーニングを行う際はアウターマッスルの収縮を最小限にする必要がある。しかし，トレーニングにおいてアウターマッスルとインナーマッスルの協働的な動きも重要となるため，選択的なインナーマッスルトレーニングと動作主体でアウターとインナーの両方を同時にトレーニングしていく方法を必要に応じて組み合わせていく必要があると考える。

腱障害（tendinopathy）に対するレジスタンストレーニングは一般的に反復回数（ラップ数）とセット数で決められるが，回旋腱板関連疼痛（RCRSP）に対しては運動量の増大が関節可動域の改善に寄与する可能性がある[40～42]。しかし，痛みに関してはまだ結果が明らかにされていない点も多い。肩腱板はアキレス腱のような大きな体重を支える腱よりも日常的な負荷量は小さいため，軽負荷・高回数の運動を行い，総運動量を増加させていくことがよいと考えられる[20]。

運動様式について，遠心性トレーニングはよく腱障害に対して行われるが，肩の腱障害を有する対象者に対し 12 週間の遠心性収縮のみのトレーニングを行った結果，24 週時点での疼痛や可動域の改善がみられたが，求心性および遠心性を複合させた従来のトレーニングとの差はみられなかったとの報告がある[43]。また，同様に健常者においても求心性トレーニングと遠心性トレーニングを比較した結果，いずれも筋力，筋厚，線維束長で向上がみられるが，グループ群での差はなかった[44]。4 週間のトレーニングで筋力は向上するが，動作中の筋活動や肩甲骨の運動に変化がなかったとの報告もみられる[32]。

インナーマッスルトレーニングの手法は様々であり，報告によって負荷量や方法が若干異なる場合が多いが，一般的にトレーニングを行うことで一定の筋力向上や機能改善に貢献している場合が多いようである。どのトレーニング方法が最も効率的かつ効果的かまでは検討されておらず，これにはインナーマッスルトレーニングを必要とする様々な症状を呈する肩関節周囲の病態の複雑さも背景にあるかもしれない。

まとめ

上肢のインナーマッスルトレーニングについては複数の研究で効果が示されている一方，効果がみられないという報告もある。トレーニングの方法や負荷設定について一貫したものはないが，本節でも述べた多岐にわたる方法があり，目的や病期に応じて細かく設定していく必要性があると思われる。

インナーマッスルは基本的に単関節筋であり，解剖学的にも運動機能学的にも関節の安定性に寄与する場合が多い。肩関節のインナーマッスルで代表的なローテーターカフについて多く述べたが，前述したように肩関節は肩甲上腕関節のみを指すわけではなく，肩甲帯や胸椎・胸郭などの要素も含めて肩関節複合体としてみていく必要がある。

トレーニングにおいても，筋力や筋持久力などわかりやすい指標での評価が多いが，臨床では筋の機能として選択的な収縮ができるかどうかも非常に重要となる場面が多い。プロとアマチュアの投手の投球時の肩関節周囲の筋電図を比較した研究[45]では，プロ投手のアームコッキング時の肩甲下筋はアマチュア投手の約２倍の筋活動を示し，棘上筋や上腕二頭筋，大胸筋の筋活動は低く，その結果プロ投手のほうが投球の効率がよいと結論された。インナーマッスル強化により期待される効果として能力（パフォーマンス）の向上があげられるが，ただ強化するだけではなく，野球であれば投球動作における筋の収縮（強度・速度・タイミングなどを含む）をどう昇華していくのかが重要である。科学的な研究においては選択的な収縮の有無（アスリートでいえば筋を使えるか使えないかなど）をどのように評価していくのかも今後の検討課題になると思われる。そしてインナーマッスルという深層に位置する筋をどのように評価するかも重要となってくる。

インナーマッスルであるローテーターカフの筋力増強は，肩甲上腕関節において上腕骨頭を肩甲骨窩に安定化させることが期待され，上肢を使用した日常活動やラケット競技，投球などにおいて，疼痛の軽減や機能向上に作用することは想像に難くないが，さらなる検証が期待される。

文 献

1）Kwan CK, Ko MC, Fu SC, et al.: Are muscle weakness and stiffness risk factors of the development of rotator cuff tendinopathy in overhead athletes: a systematic review. Ther Adv Chronic Dis, 12: 1-11, 2021.
2）Odagiri M, Oyama M, Matsuzawa S, et al.: Function of the anconeus muscle in the elbow joint. Niigata Journal of Health and Welfare, 19(2): 144-154. 2019.

3）林　典夫 監：赤羽根良和著肩関節拘縮の評価と運動療法，改訂版．運動と医学の出版社，神奈川，pp. 12-52, 2023.
4）Saha AK: Dynamic stability of the glenohumeral joint. Acta Orthop Scand, 42: 491-505, 1993.
5）新井隆三：腱板疎部の解剖．Monthly book Orthopedics，35(13): 34-40, 2022.
6）Nobuhara K, Ikeda H: Rotator interval lesion. Clin Orthop, 223: 44-50, 1987.
7）Sahu D, Phadnis A: Revisiting the rotator cuff footprint. J Clin Orthop Trauma, 21: 101514, 2021.
8）Miguel-Andres I, Alonso-Rasgado T, Walmsley A, et al.: Effect of anconeus muscle blocking on elbow kinematics: electromyographic, inertial sensors and finite element study. Ann Biomed Eng, 45(3): 775-788, 2017.
9）Voss A, Greiner S: Anconeus-sparing minimally invasive approach for lateral ulnar collateral ligament reconstruction in posterolateral elbow instability. Arthrosc Tech, 9(3): 315-319, 2020.
10）Codman EA: The Shoulder. Privately Printed, Boston, pp. 32-65, 1934.
11）Inman VT, Saunders JB, Abbott LC: Observations on the function of the shoulder joint. J Bone Joint Surg, 26: 1-30, 1944.
12）Yamamoto A, Takagishi K, Osawa T, et al.: Prevalence and risk factors of a rotator cuff tear in the general population. J Shoulder Elbow Surgery, 19: 116-120, 2010.
13）Minagawa H, Yamamoto N, Abe H, et al.: Prevalence of symptomatic and asymptomatic rotator cuff tears in the general population: from mass-screening in one village. J Orthop, 10: 8-12, 2013.
14）井樋英二：腱板断裂の治療とリハビリテーション．Jpn J Rehabil Med, 56: 650-655, 2019.
15）Codman EA: The Shoulder: Rupture of the Supraspinatus Tendon and Other Lesions In and Around the Subacromial Bursa. Thomas Todd Company, Boston, 1934.
16）Lohr JF, Uhthoff HK: The microvascular pattern of the supraspinatus tendon. Clin Orthop Relat Res, 254: 35-38, 1990.
17）Sano H, Ishii H, Yeadon A, et al.: Degeneration at the insertion weakens the tensile strength of the supraspinatus tendon: a comparative mechanical and histologic study of the bone-tendon complex. J Orthop Res, 15: 719-726, 1997.
18）Zaremski JL, Wasser JG, Vincent HK: Mechanisms and treatments for shoulder injuries in overhead throwing athletes. Curr Sports Med Rep, 16: 179-188, 2017.
19）Digiovine NM, Jobe FW, Pink M, et al.: An electromyographic analysis of the upper extremity in pitching. Shoulder Elbow Surg, 1: 15-25, 1992.
20）Pavlova AV, Shim JSC, Moss R, et al.: Effect of resistance exercise dose components for tendinopathy management: a systematic review with meta-analysis. Br J Sports Med, 57(20): 1327-1334, 2023.
21）Ludewig PM, Cook TM: Alterations in shoulder kinematics and associated muscle activity in people with symptoms of shoulder impingement. Phys Ther, 80(3): 276-291, 2000.
22）Kibler WB, Ludewig PM, McClure PW, et al.: Clinical implications of scapular dyskinesis in shoulder injury: the 2013 consensus statement from the 'scapular summit'. Br J Sports Med, 47: 877-885, 2013.
23）Kinsella R, Pizzari T: Electromyographic activity of the shoulder muscles during rehabilitation exercises in subjects with and without subacromial pain syndrome: a systematic review. Shoulder Elbow, 9(2): 112-126, 2017.
24）Huang T-S, Ou H-L, Lin J-J: Effects of trapezius kinesio taping on scapular kinematics and associated muscular activation in subjects with scapular dyskinesis. J Hand Ther, 32: 345-352, 2019.
25）Kobayashi T, Takagishi K, Shitara H, et al.: Prevalence of and risk factors for shoulder osteoarthritis in Japanese middle-aged and elderly populations. J Shoulder Elbow Surg, 23: 613-619, 2014.
26）Oh JH, Chung SW, Oh CH, et al.: The prevalence of shoulder osteoarthritis in the elderly Korean population: association with risk factors and function. J Shoulder Elbow Surg, 20: 756-763, 2011.
27）Yamamoto N, Szymski D, Voss A, et al.: Non-operative management of shoulder osteoarthritis: current concepts. J ISAKOS, 8(5): 289-295, 2023.
28）Long JL, Ruberte TRA, Skendzel JG, et al.: Activation of the shoulder musculature during pendulum exercises and light activities. J Orthop Sports Phys Ther, 40: 230-237, 2010.
29）Malliaras P, Johnston R, Street G, et al.: The efficacy of higher versus lower dose exercise in rotator cuff tendinopathy: a systematic review of randomized controlled trials. Arch Phys Med Rehabil, 101: 1822-1834, 2020.

30) Kuhn JE: Exercise in the treatment of rotator cuff impingement: a systematic review and a synthesized evidence-based rehabilitation protocol. J Shoulder Elbow Surg, 18(1): 138-160, 2009.
31) Reinold MM, Macrina LC, Wilk KE, et al.: Electromyographic analysis of the supraspinatus and deltoid muscles during 3 common rehabilitation exercises. J Athl Train, 42(4): 464-469, 2007.
32) Lin Y-L, Karduna A: Four-week exercise program does not change rotator cuff muscle activation and scapular kinematics in healthy subjects. J Orthop Res, 34(12): 2079-2088, 2016.
33) Castelein B, Cagnie B, Parlevliet T, et al.: Superficial and deep scapulothoracic muscle electromyographic activity during elevation exercises in the scapular plane. J Orthop Sports Phys Ther, 46(3): 184-193, 2016.
34) Takahashi K, Yamaji T, Wada N, et al.: Trunk kinematics and muscle activities during arm elevation. J Orthop Sci, 20: 624-632, 2015.
35) 岡田匡史：野球における回旋筋腱板トレーニング．PT ジャーナル，55(6): 628-634, 2021.
36) Kowalski KL, Connelly DM, Jakobi JM, et al.: Shoulder electromyography activity during push-up variations: a scoping review. Shoulder Elbow, 14(3): 326-340, 2022.
37) Mendez-Rebolledo G, Orozco-Chavez I, Morales-Verdugo J, et al.: Electromyographic analysis of the serratus anterior and upper trapezius in closed kinetic chain exercises performed on different unstable support surfaces: a systematic review and meta-analysis. PeerJ, 10: e13589, 2022.
38) Saha AK: Dynamic stability of the glenohumeral joint. Acta Orthop Scand, 42(6): 491-505, 1971.
39) Edwards PK, Ebert JR, Littlewood C, et al.: A systematic review of electromyography studies in normal shoulders to inform postoperative rehabilitation following rotator cuff repair. J Orthop Sports Phys Ther, 47(12): 931-944, 2017.
40) Maenhout AG, Mahieu NN, De Muynck M, et al.: Does adding heavy load eccentric training to rehabilitation of patients with unilateral subacromial impingement result in better outcome? A randomized, clinical trial. Knee Surg Sports Traumatol Arthrosc, 21(5): 1158-1167, 2013.
41) Stasinopoulos D, Stasinopoulos I, Pantelis M, et al.: Comparison of effects of a home exercise programme and a supervised exercise programme for the management of lateral elbow tendinopathy. Br J Sports Med, 44(8): 579-583, 2009.
42) Stasinopoulos D, Stasinopoulos I: Comparison of effects of eccentric training, eccentric-concentric training, and eccentric-concentric training combined with isometric contraction in the treatment of lateral elbow tendinopathy. J Hand Ther, 30(1): 13-19, 2017.
43) Dejaco B, Habets B, van Loon C, et al.: Eccentric versus conventional exercise therapy in patients with rotator cuff tendinopathy: a randomized, single blinded, clinical trial. Knee Surg Sports Traumatol Arthrosc, 25(7): 2051-2059, 2017.
44) Kim SY, Ko JB, Farthing JP, et al.: Investigation of supraspinatus muscle architecture following concentric and eccentric training. J Sci Med Sport, 18(4): 378-382, 2015.
45) Gowan ID, Jobe FW, Tibone JE, et al.: A comparative electromyographic analysis of the shoulder during pitching. Professional versus amateur pitchers. Am J Sports Med, 15(6): 586-590, 1987.

（柴田　和幸）

第3節
下肢のインナーマッスル

はじめに

下肢のインナーマッスルは，体幹や上肢のインナーマッスル同様，正しく働くことで関節の安定性を高め，適切な関節運動や負荷への対応を可能とする役割を果たすと考えられる。また，動物のなかでもヒトにおける非常に特徴的な動作として2足での歩行や走行があげられるが，これらの動作の際に下肢のインナーマッスルがどのような役割を果たすのかについて理解することは，治療やトレーニングにおいて非常に重要なポイントとなる。本節では，下肢のインナーマッスルとして，腸腰筋，iliocapsularis muscle，小殿筋，深層外旋六筋（股関節外旋六筋），中間広筋，膝関節筋，膝窩筋を取り上げ，それぞれについて記載していく。

1．構造と役割

(1) 腸腰筋，iliocapsularis muscle

腸腰筋は腸骨筋・大腰筋・小腰筋の3筋の総称であり，一般的に股関節屈曲作用をもつ重要な筋として知られている（**図2-3-1**）。また，iliocapsularis muscleは以前は腸骨筋の一部と考えられていたが，近年その解剖学的特徴や機能が明らかになりはじめた筋である[1～3]（**図2-3-2**）。「腸骨関節包筋」との表記もみられる[4, 5]が，まだ正式な日本語名がないため本節では英語表記のまま扱う。

腸腰筋のうち，腸骨筋は腸骨内面の腸骨窩から起始し，大腰筋は浅層が第12胸椎と第1～第4腰椎の椎体側面とそれらの間の椎間円板の側面から，深層が第1～第5腰椎の肋骨突起からそれぞれ起始し，互いの筋線維を交差しあいながら大腿骨の小転子に停止する。腸骨筋は大腿神経（L2–L4）支配であり，大腰筋は腰神経叢から直接の筋枝（L1–L3）により支配を受ける。腸骨筋と大腰筋浅層は主に体幹屈曲や股関節屈曲作用をもち，大腰筋深層は体幹伸展作用をもつとされている[6, 7]。回旋作用については，わずかに股関節外旋作用があるとされているが，一致した見解は得られていない。また腸腰筋は股関節前方の動的安定化機構として骨頭の前方不安定性を制動しているとされる[8]。その他の作用として，求心性収縮の際に近位部が遠位部に接近する逆作用（リバースアクション）があげられる。腸腰筋に限らず生じる運動

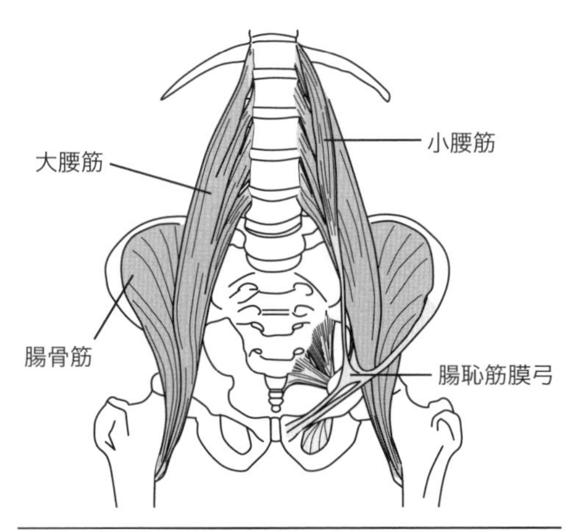

図 2-3-1　腸腰筋の解剖
腸腰筋は腸骨筋・大腰筋・小腰筋の 3 筋の総称であり，一般的に股関節屈曲作用をもつ筋として知られている。

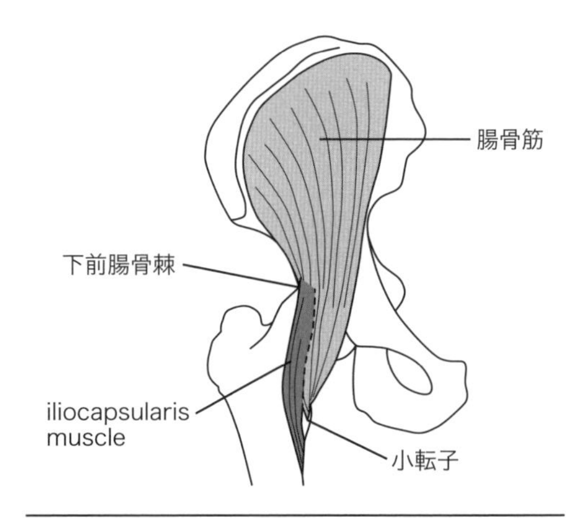

図 2-3-2　Iliocapsularis muscle の解剖
Iliocapsularis muscle は以前は腸骨筋の一部と考えられていたが，近年その解剖学特徴や機能が明らかになりはじめた。

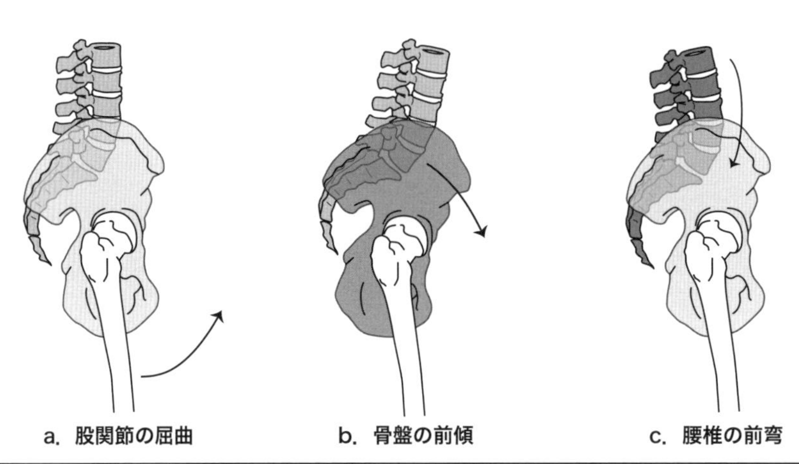

図 2-3-3　腸腰筋の逆作用（リバースアクション）
a：正作用。脊柱・骨盤が固定され，大腿骨を牽引して股関節の屈曲を生じさせる。b，c：逆作用。大腿骨が固定され，骨盤の前傾および腰椎の前弯を生じさせる。

ではあるが，腸腰筋の場合は大腿骨を固定すると腸骨筋は骨盤を前傾させ，大腰筋は腰椎を前弯させる（**図 2-3-3**）。このため，腸腰筋が短縮すると，立位などで骨盤・腰椎の過剰な前傾・前弯が惹起され，不良姿勢や疼痛を引き起こすことがある。小腰筋は第 12 胸椎と第 1 腰椎から起始し腸骨筋膜を介して腸恥隆起あるいは腸恥筋膜弓の中に停止する。小腰筋も大腰筋と同様，腰神経叢から直接の筋枝（L1–L3）により支配を受ける。腰椎の屈曲（後弯）作用および腸骨筋・大腰筋の補助作用をもつとされているが，約 35％で欠損し [9]，日本人でも約半数で欠損するとされ，大腰筋とともに「大腰筋」として扱われることが多い [10, 11]。本節でもそのように扱う。

Iliocapsularis muscle は下前腸骨棘および股関節前方関節包内側から起始し，小転子に停

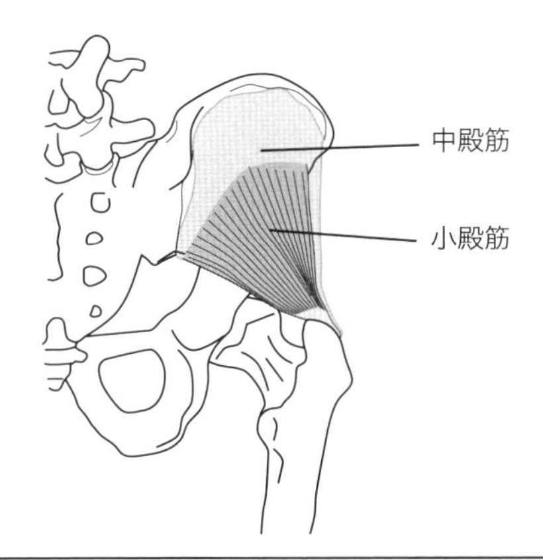

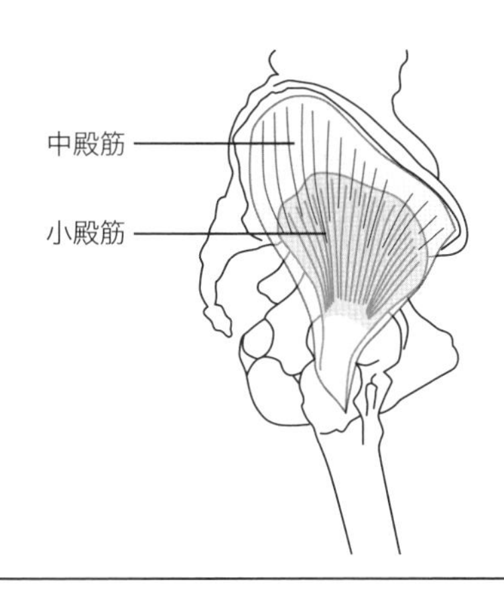

図 2-3-4　中殿筋・小殿筋の解剖
小殿筋は３つの殿筋（大殿筋・中殿筋・小殿筋）のなかで最も小さな筋で，中殿筋の深部に位置しているため，中殿筋と区別して触診することは難しい。

止する大腿神経（L2–L4）支配の筋で，腸腰筋とは別の筋であると考えられている[2)]。臼蓋形成不全の患者では肥大化していることが知られており[2)]，そのため収縮することにより前方関節包の安定性を高める作用があるのではないかと考えられている[1)]。また，股関節屈曲時や歩行時に前方関節包のインピンジメントを防ぐ作用があると考えられているが[12～14)]，まだ不明な点が多い。

歩行における腸腰筋の筋活動は，立脚期後半～遊脚期前半にかけてみられることが明らかになっている[15, 16)]。また，歩行速度が速くなるにつれて立脚期のより早いタイミングで活動が増加するほか，大腰筋は遊脚期後半においても活動するとされている[16)]。さらに，治郎丸[17, 18)]は，歩幅と歩調を変化させた歩行中の腸腰筋活動を記録した結果から，腸腰筋は歩幅と歩調を増大させ，歩行速度を速める役割を担っていることが考えられると述べている。Iliocapsularis muscle の歩行中の筋活動および役割については，現在まだ明らかになっていない。

(2) 小殿筋

小殿筋は３つの殿筋（大殿筋・中殿筋・小殿筋）のなかで最も小さな筋で，中殿筋の深部に位置する（**図 2-3-4**）。筋全体では股関節の外転に機能し，中殿筋の作用を引き出す筋とされる[19)]。また，腸腰筋や後述する深層外旋六筋などの筋と協調して働くことで，大腿骨頭を求心位に保ち，股関節や骨盤を安定させるとされる。

小殿筋は中殿筋線に沿って，前下腸骨棘から後下腸骨棘まで付着しており，そこから大転子の前上方縁の内側に付着し停止する扇形の筋であり[20)]，支配神経は上殿神経（L4–S1）である。股関節包に付着しており，股関節の運動時に筋が収縮することで，関節包のインピンジメントを防いでいる[21)]。前部線維は股関節屈曲・内旋，後部線維は伸展・外旋に働く。筋全体では外転に働き，中殿筋と似た作用をもつため，小殿筋単独の筋力評価をすることは難しいとされている。また，小殿筋は中殿筋の深層に位置し（**図 2-3-5**），完全に覆われているため，中殿

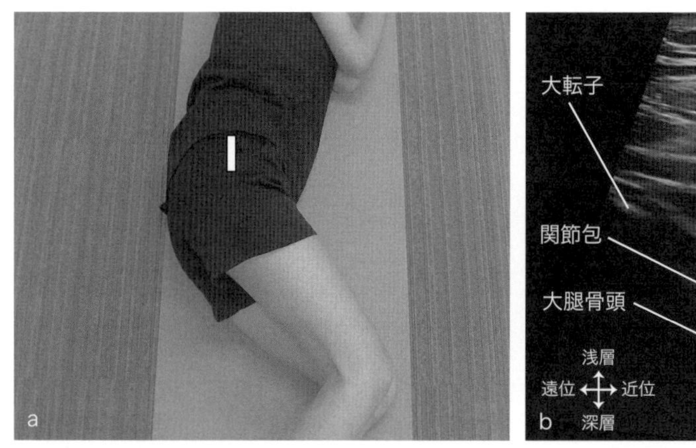

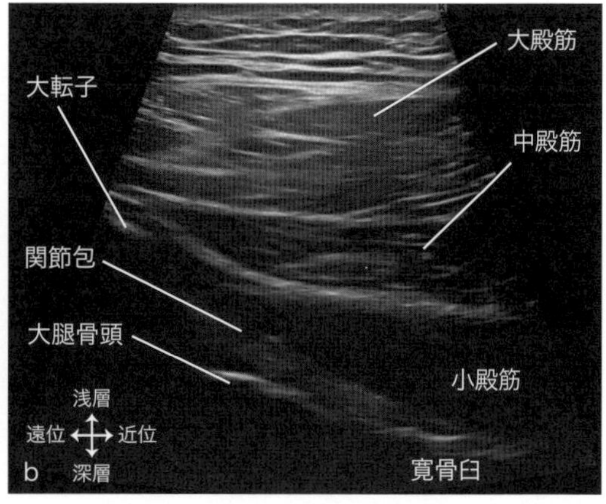

図 2-3-5　小殿筋の超音波像
a：撮像位置，b：超音波像。大殿筋および中殿筋の深部に位置する小殿筋を確認できる。

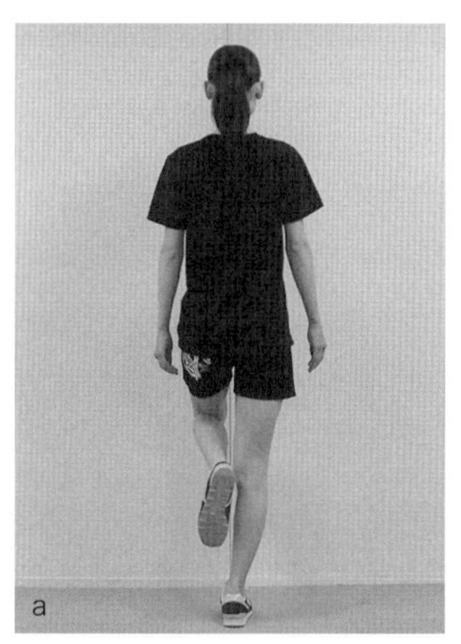

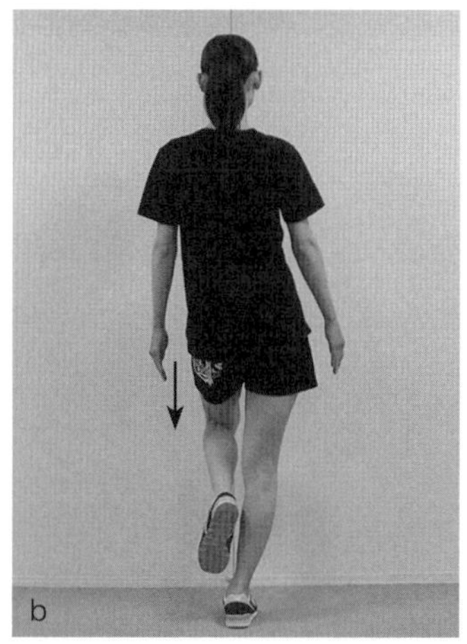

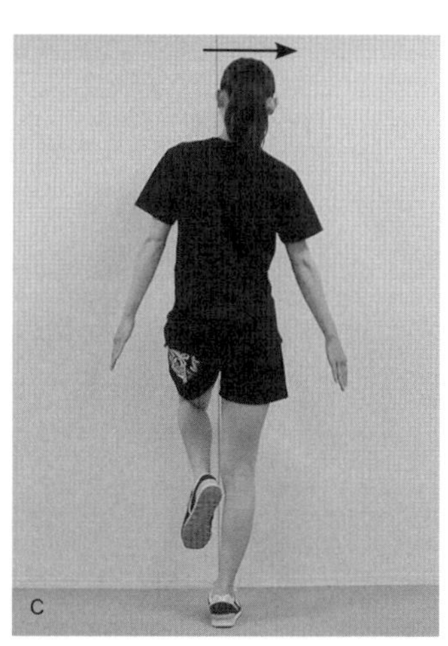

図 2-3-6　片脚立位時の異常姿勢
a：正常な片脚立位姿勢。b：トレンデレンブルグ徴候。骨盤の水平を保てず，遊脚側が下制してしまう現象。股関節外転筋の筋力低下により，側方の安定性が得られなくなる。c：デュシェンヌ徴候。骨盤の下制を体幹の側屈により代償する動作。重心線と大腿骨頭を近づけることで少ない力で骨盤の側方制動が可能となる。

筋と区別して触診することは難しい。近年では，超音波画像診断装置にて筋厚を測定し筋萎縮の程度を評価する方法が報告されている[22)]。その他，コンピュータ断層撮影法（CT）による筋萎縮の評価方法も報告されている[23)]。股関節外転筋には小殿筋・中殿筋のほかに大腿筋膜張筋があり，骨盤を水平に保つ役割をもつことが知られている。そのなかでもインナーマッスルの１つである小殿筋は，大腿骨頭の求心性を高め股関節や骨盤の安定性に関与するとされており[20, 24)]，歩行周期の立脚期で活動するといわれている[20)]。室伏ら[24)]は，片脚立位時の小殿筋の筋活動は股関節の安定性に寄与し，特に不安定面で筋活動が高くなったと報告していることから，立脚期における小殿筋の筋活動は，股関節の安定性を保つことや，骨盤を制御

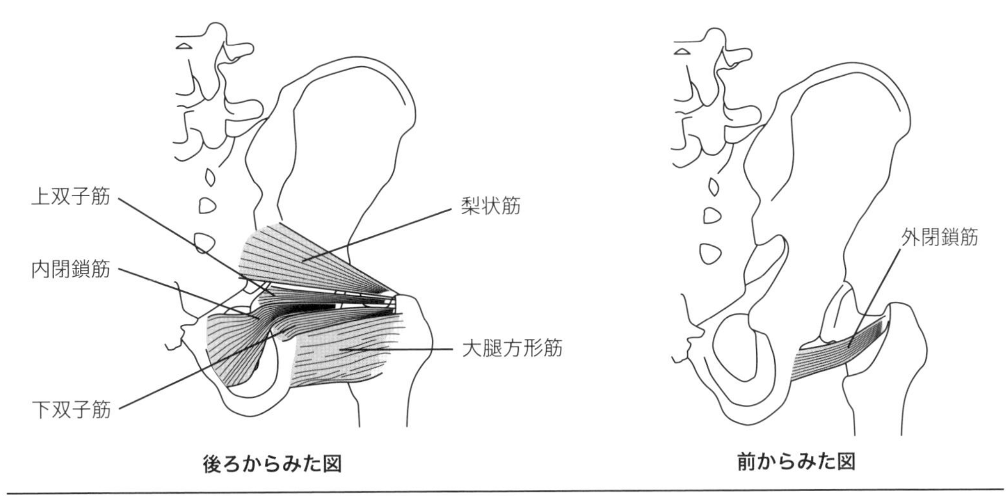

図 2-3-7　深層外旋六筋の解剖
深層外旋六筋とは，梨状筋，上双子筋，下双子筋，内閉鎖筋，外閉鎖筋，大腿方形筋の６つの筋の総称であり，股関節の外旋作用をもつほか，大腿骨頭の求心性を高め，関節の安定性を向上させる。

するのにとても重要であると考えられる。また，小殿筋の機能不全により大腿骨頭を求心位に保つことができないと，中殿筋の作用を十分に発揮することができないとされている[19]ことから，小殿筋の機能不全によってもトレンデレンブルグ徴候（Trendelenburg sign）やデュシェンヌ歩行（Duchenne gait）（**図 2-3-6**）が引き起こされる可能性があると考えられる。そのため，中殿筋のみならず小殿筋にも注意して介入していくことが重要である。さらに，股関節外転筋は外旋筋との関係性が深く，協調的に働くことで股関節の安定性に貢献している[25]ため外旋筋と合わせて評価していくことが大切である。

(3) 深層外旋六筋

深層外旋六筋とは，梨状筋，上双子筋，下双子筋，内閉鎖筋，外閉鎖筋，大腿方形筋の６筋の総称である。股関節の外旋作用をもつほか，肩関節の腱板と同じような働きをすることで大腿骨頭の求心性を高め，関節の安定性を向上させるとされている。

深層外旋六筋は上方から，梨状筋，上双子筋，内閉鎖筋，下双子筋，外閉鎖筋，大腿方形筋という位置関係になっている（**図 2-3-7**）。両双子筋は，内閉鎖筋を挟むように走行している。支配神経は外閉鎖筋のみ閉鎖神経（L2–L4）支配であり，その他の５筋は仙骨神経叢（L5–S2）支配である。仙骨神経叢から出る坐骨神経（L4–S3）はその走行から梨状筋と深いかかわりがある。主な働きは股関節の外旋であり，股関節外転や内転に対しては補助筋として作用する。特に梨状筋は外転筋としても作用し，中殿筋や小殿筋が効率よく働くのと同時に大腿骨頭の求心性を高め，股関節の安定性に作用するといわれている[26]。その他の筋も梨状筋同様，股関節の安定性に作用するとされている[26]。これらのことから，深層外旋六筋の筋力が低下すると，外転筋の働きが十分に発揮できなくなるため，股関節外転筋と合わせてアプローチするとよい。

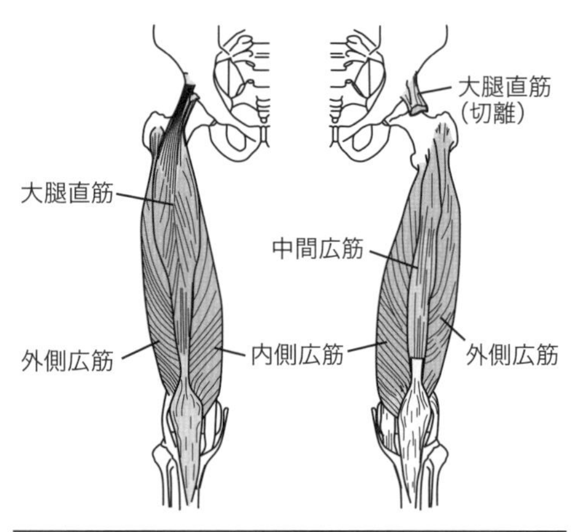

図 2-3-8 中間広筋の解剖
中間広筋は大腿直筋・外側広筋・内側広筋とともに大腿四頭筋を構成し，共同で収縮することで膝関節伸展力を生成する。

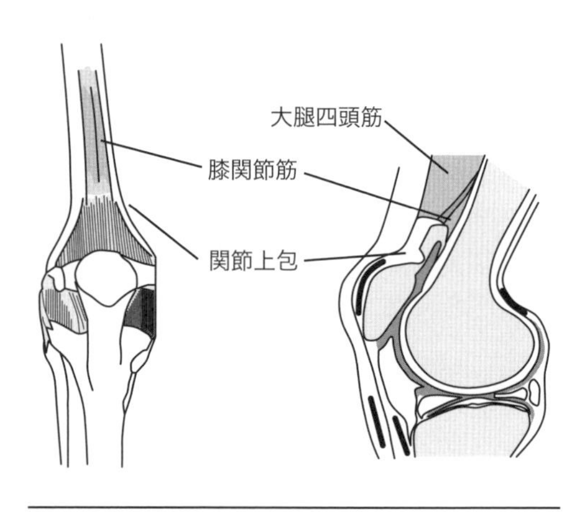

図 2-3-9 膝関節筋の解剖
膝関節筋は中間広筋の最深部から起始し，膝蓋上包に停止する。中間広筋と連動して膝関節運動に伴う膝蓋上包の動きを制御する。

深層外旋六筋は歩行時に大殿筋や中殿筋とともに，立脚初期に最も働く[27]。歩行の際，股関節屈曲・伸展角度が変化するなかで，股関節回旋角度はあまり大きく変化しないとの報告[28]があり，股関節の外旋筋が等尺性に働くことで水平面上の股関節回旋動作を制御するように固定的な役割を果たしていると考えられている[29]。一方，深層外旋六筋のなかでも梨状筋や内閉鎖筋は股関節屈曲の制限因子となる可能性が報告されており[30]，股関節の屈曲制限が生じると，歩行時に脚の離床を阻害させることや歩行周期のイニシャルスイングにて脚を前方へ振り出す勢いを減少させることに繋がり，結果として歩幅が減少すると考えられている。

(4) 中間広筋，膝関節筋

中間広筋は大腿直筋・外側広筋・内側広筋とともに大腿四頭筋を構成し，共同で収縮することで膝関節伸展力を生成する筋である。また膝関節筋は中間広筋の最も深部から起始して膝蓋上包に停止する筋であり，中間広筋と連動して膝関節運動に伴う膝蓋上包の動きを制御している[31, 32] (**図 2-3-8，図 2-3-9**)。中間広筋はアウターマッスルとしての働きももつが，大腿部前面の深層に位置することや膝関節筋と関連して膝蓋上包の制御作用をもつことなどから，本節ではインナーマッスルとして取り上げる。

中間広筋は大腿骨前面近位 2/3 から起始し下方へ走行し，大腿直筋，外側広筋，内側広筋とともに共同腱をなしたのち，膝蓋骨・膝蓋靱帯を経由して脛骨粗面に停止する単関節筋で，大腿神経（L2–L4）支配の筋である。内側よりも外側に広く，外側広筋の深部にまわり込むように位置し，外側上顆付近で外側膝蓋支帯の深部からも連結している。また内側では内側膝蓋支帯や内側膝蓋大腿靱帯などと連続性をもつとされる[33]。深部に位置するため触知することは難しいが，超音波画像診断装置などで撮像すると位置関係がわかりやすい（**図 2-3-10**）。中間

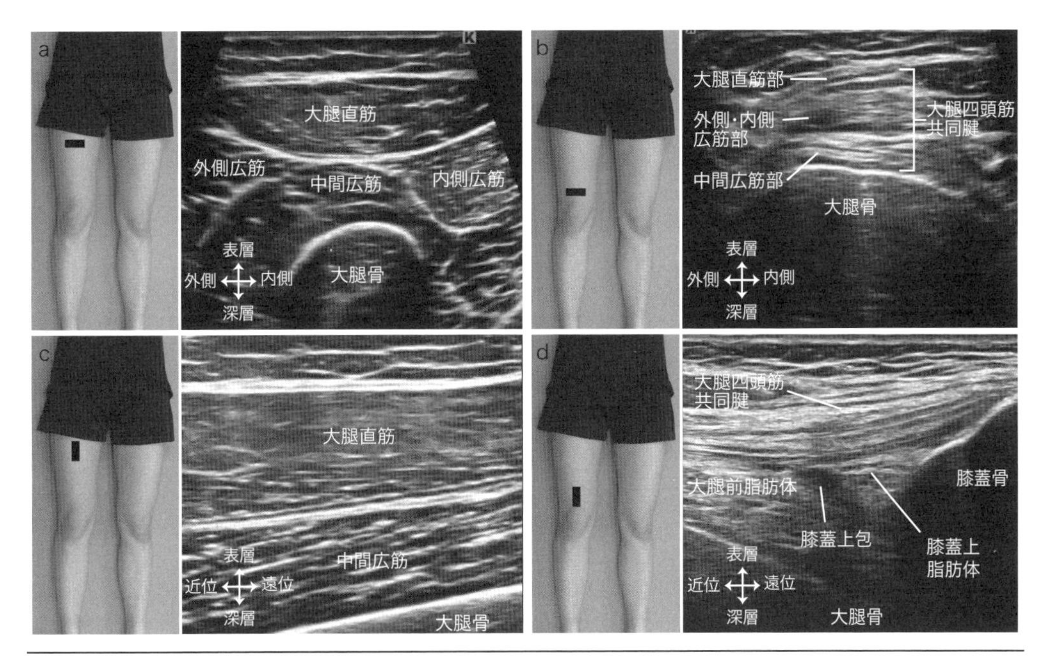

図 2-3-10　中間広筋の超音波像

a：大腿部中央短軸像，b：膝蓋骨近位短軸像，c：大腿部中央長軸像，d：膝蓋骨近位長軸像。深部に位置する筋は触知することが難しいが，超音波画像診断装置で撮像すると位置関係が理解しやすい。

広筋を除く３筋の筋線維の起始は腱組織（腱膜）に付着している[34]が，中間広筋の筋線維の起始は大腿骨に直接付着する特徴的な形態を呈している。また，中間広筋の筋線維角は大腿骨長軸にほぼ一致しており，ほかの３筋に比較して腱成分が非常に少なく[35]，羽状角がほかの筋に比して非常に小さいとされる[36]。さらに中間広筋の筋体積は大腿四頭筋全体の約 30％[37]で外側広筋に次いで大きいとされ[38, 39]，低強度の膝伸展筋力発揮時において，膝伸展トルクに対する中間広筋の貢献度は最大で 50％に達する[40]など，大腿四頭筋のなかにおいて特徴的で重要な筋収縮特性をもつと考えられている。

膝関節筋は大腿骨前面下部から起始し下方へ走り膝蓋上包に停止する筋で，関節をまたがない。近位では狭く遠位では広い三角形様の形状を呈し[31]，一般的な筋束の形態ではなく毛髪のような細い線維束を形成して，膝蓋上滑液包の上部および後面・中間広筋遠位腱の深部表面，膝関節包の内側および外側などに比較的幅広く停止している[35]。支配神経は大腿神経（L2–L4）である。膝関節筋は膝関節自動伸展の際に関節包や滑膜を近位方向に引っぱる作用をもち[41]，機能不全が生じると膝蓋上包が膝蓋骨と大腿骨の間に挟み込まれるため拘縮の原因になると考えられている。

歩行における中間広筋と膝関節筋の役割について，まず中間広筋は広筋群の１つとして遊脚後期から立脚中期において，特に荷重応答期に活動する[42]。遊脚期では下肢の振り出しに伴う膝関節の伸展を制御し，立脚期では荷重によって生じる膝関節屈曲モーメントに対して膝関節伸展位を保持するように働き，荷重応答期では衝撃を吸収し，立脚中期の前半で膝関節を伸展させると考えられている。また，脳卒中後や脳性麻痺，変形性膝関節症の患者にみられる，

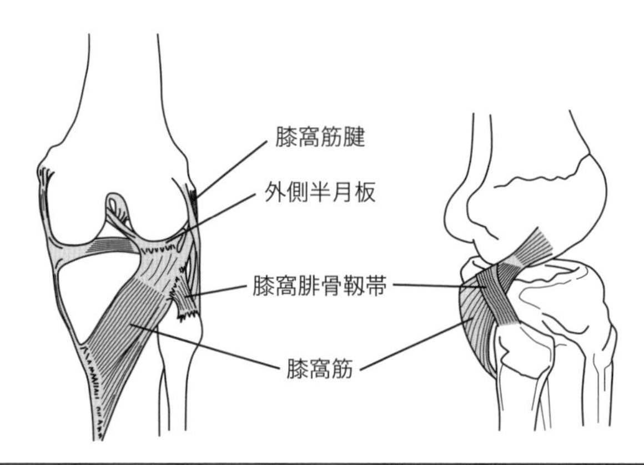

図 2-3-11　膝窩筋の解剖
膝窩筋は膝関節後方（膝窩部）に存在する筋で，大腿骨に対する脛骨の内旋に作用する。また膝関節後外側の安定性制御に寄与しており，第5靱帯として機能していると考えられている。

歩行の遊脚期における麻痺側下肢の膝屈曲の減少または遅延を stiff–knee gait と呼び[43)]，長く大腿直筋との関連が示されていたが，近年ではこの異常歩行と中間広筋の異常な筋活動が関係していると報告されており[44)]，臨床場面での評価や治療の必要性が示唆されている。

膝関節筋の歩行中の筋活動については明らかではないが，中間広筋と連動して活動するものと考えられる。

(5) 膝窩筋

膝窩筋は膝関節後方（膝窩部）に存在する筋で，大腿骨に対する脛骨の内旋に作用するとされている（**図 2-3-11**）。また膝窩筋と周囲組織を含む解剖学的特徴から，膝関節後外側の安定性制御に寄与していると考えられており，膝の前十字靱帯（anterior cruciate ligament：ACL）・後十字靱帯（posterior cruciate ligament：PCL）・内側側副靱帯（medial collateral ligament：MCL）・外側側副靱帯（lateral collateral ligament：LCL）に次ぐ第5靱帯として機能するとされている[45)]。

膝窩筋は大腿骨外側上顆の外側面および外側半月板に起始し，ヒラメ筋線より上の脛骨後面上部に停止する脛骨神経（L4–S1）支配の筋である。このような走行から大腿骨に対する脛骨の内旋作用を有する。また膝関節屈曲・伸展作用についての報告もみられる[46～50)]が，まだ一致した見解は得られていない。そのほか，膝関節完全伸展位からの初期屈曲時において，膝関節ロックの解除作用があるとされる[51)]。多くの場合，腓骨頭を起始とする膝窩腓骨靱帯が存在し，大腿骨から起始した線維に合流することでY字形を形成し，腓骨頭の安定にも貢献しているとされる[52, 53)]。また膝窩筋の一部は57％の例で後方関節包に付着していること[54)]や55％の例で膝外側半月板に付着していること[55)]が報告されている。加えて膝窩筋筋膜には半膜様筋の一部が停止することが知られており[56)]，膝窩筋を緊張させて機能を高めるとされている[57)]。これらのことから，膝窩筋は膝関節屈曲時に後方関節包および外側半月板を牽引することで，顆部とのインピンジメントを防ぐ作用をもつと考えられている[58, 59)]。膝窩筋・膝窩筋腱・膝窩腓骨靱帯は，膝窩筋腱複合体（popliteus tendon complex : PTC あるいは popliteus musculotendinous complex : PMTC）と総称されるほか，PTC（PMTC）に LCL や外側半月板，後方関節包などを含めて popliteus muscle–tendon unit（PMTU）などと呼ばれることもある。さらに，腓腹筋外側頭や大腿二頭筋腱，腸脛靱帯などを加えた膝後外側組織のことを膝後外側支持機構（posterolateral corner/complex : PLC あるいは posterolateral corner structures : PLS）と呼ぶ。PTC および PLC はユニットとして機能し[60]，膝関節の横断面および前額面運動のモニタリングと制御を行うことで膝関節の静的・動的安定性に寄与するとされ[61]，膝関節の後外側回旋不安定性（posterolateral rotatory instability : PLRI）の制御にも関与していると考えられている[56, 62]。歩行中の膝窩筋筋活動は，立脚初期および後期，遊脚中期から後期にかけて強い活動を示すとされる[63, 64]。立脚初期には膝関節の過伸展またはロックが生じないよう活動し[51, 63]，立脚後期には膝関節屈曲に作用しているのではないかと考えられている[65]。また，遊脚中期から後期にかけては立脚初期と同様，膝関節の過伸展やロックを制動するために活動しているのではないかと推察されている[64]。

2. 対象となる疾患・状況

(1) 腸腰筋，iliocapsularis muscle

腸腰筋に関連する疾患として股関節屈曲拘縮，慢性腰痛，脊柱管狭窄症，変形性股関節症，化膿性腸腰筋炎，腸恥包炎などがある[66]。腸腰筋のタイトネスは股関節屈曲拘縮の要因になるほか，腰椎の代償的前弯を引き起こし，腰痛の原因となることもある。また，腰部脊柱管狭窄症にみられる馬尾性間欠跛行では，腸腰筋の拘縮による二次的な腰椎の前弯が下肢症状の発現に関与している場合が多いとも報告されている[66]。さらに，腸腰筋は股関節の前方剪断力を軽減させ安定性を向上させる役割をもつとされるが[8, 67]，変形性股関節症などの臼蓋形成不全を呈する股関節疾患などでは，腸腰筋の機能低下が生じることで骨頭の求心性が低下し，症状を増悪させる可能性がある。加えて，下肢のオーバーユースによって発生するとされる鼠径部周辺痛（groin pain）も腸腰筋と関連する。ドーハ分類[68]に基づいてプロサッカー選手を調査した報告[69]では，12%が腸腰筋に関連するものであったとされ，他の部位との鑑別や治療の重要性が示唆されている。

(2) 小殿筋

小殿筋のみに関する疾患は少ないが，前述の通り小殿筋と中殿筋の作用は似ているため，両筋にかかわる疾患について述べる。臨床で遭遇することが多い疾患として，変形性股関節症がある。単純 X 線診断によるわが国の変形性股関節症の有病率は 1.0 ～ 4.3%で，男性は 0 ～ 2.0%，女性は 2.0 ～ 7.5%と女性で高い。発症年齢は 40 ～ 50 歳である[70]。また，80%以上が臼蓋形成不全を基盤のするもので[70]，主な症状は疼痛や関節可動域制限，筋力低下などの機能障害であり，股関節の形態異常や疼痛などに起因する股関節外転筋の筋力低下により歩

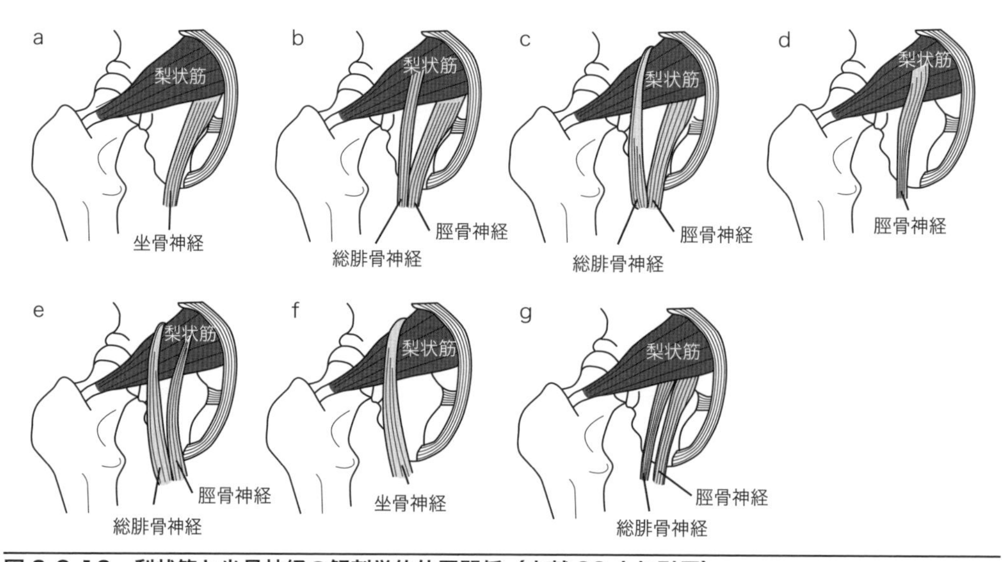

図 2-3-12 梨状筋と坐骨神経の解剖学的位置関係（文献 82 より引用）
a〜g の 7 つのタイプのうち，タイプ a が約 85%，タイプ b が約 10% を占める。タイプ a 以外のタイプで梨状筋症候群を引き起こしやすいといわれている。

行異常が出現するといわれている[71, 72]。変形性股関節症において，大殿筋，中殿筋，小殿筋の筋萎縮，脂肪浸潤，筋力低下は明らかであり，変形性股関節症の重症度と関連しているとの報告がある[73]。その他，大腿骨頚部骨折や大腿骨転子部骨折，先天性股関節脱臼や大腿切断，デュシェンヌ型筋ジストロフィー症[74]，鼠径部周辺痛（groin pain）[75] などがあげられており，いずれの疾患においても，小殿筋の筋力低下により中殿筋の機能が十分に発揮できないことで症状が増悪する可能性が考えられる。

(3) 深層外旋六筋

股関節外旋筋に関する疾患は，変形性股関節症（有病率などは前述の通り）や大腿骨頚部骨折などがある[76]。わが国における 2012 年の大腿骨頚部 / 転子部骨折の年間発生数は，男性 37,600 例，女性 138,100 例，計 175,700 例であった[77]。治療は保存療法や手術療法があるが，人工股関節全置換術の後方アプローチでは外旋筋を切離するため，術後の求心安定性が低下する恐れがあるといわれている。近年では，外旋筋切離の有無や筋の温存範囲の違いなど様々な術式が報告されている[78〜80]。股関節外旋筋，特に梨状筋がかかわる疾患として梨状筋症候群がある。

梨状筋は大坐骨孔を通過するところで梨状筋上孔と梨状筋下孔を形成し，梨状筋上孔を上殿神経，上殿動脈・上殿静脈，梨状筋下孔を坐骨神経，下殿神経，下殿動脈・下殿静脈が通過する。深層を通過する坐骨神経が何らかの理由により梨状筋部で絞扼されることで，梨状筋症候群と呼ばれる坐骨神経の絞扼性神経障害が生じることがある。また梨状筋・坐骨神経には Beaton と Anson による分類[81] や近年のメタアナリシスによる報告[82]（**図 2-3-12**）などによって複数の解剖学的破格の存在が知られており，解剖学的破格がある症例では梨状筋による圧迫の

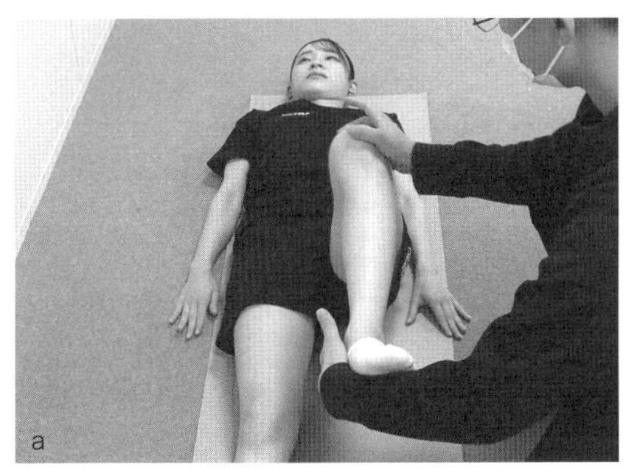

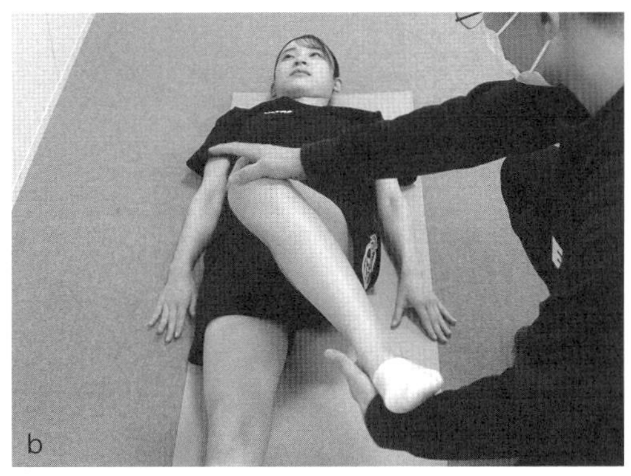

図 2-3-13　FAIR テスト
検査肢位は背臥位（a)。検査側の股関節を屈曲させ，検者は膝と足部を把持し他動的に股関節内転・内旋させる（b)。検査側の殿部から下肢にかけて放散痛が生じれば陽性。必ず対側と症状を比較する。また梨状筋は起始停止の位置関係から股関節屈曲 60 ～ 90° で内旋筋となる [85] ため股関節屈曲 90° 未満で行うとよい。

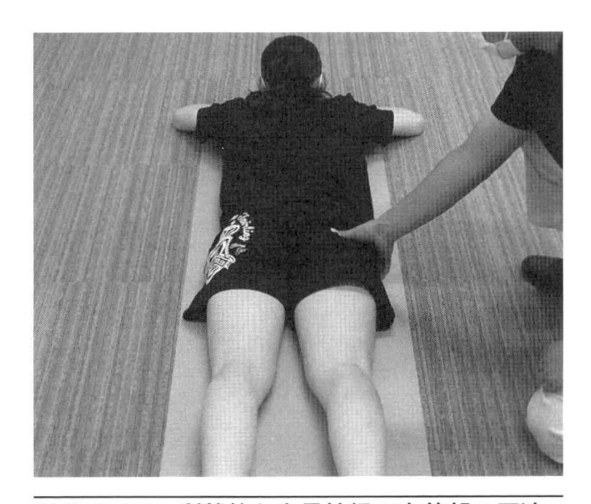

図 2-3-14　梨状筋と坐骨神経の交差部の圧迫
検査肢位は腹臥位。検査側の梨状筋と坐骨神経の交差部を圧迫する。圧痛が生じれば陽性。必ず対側と症状を比較する。

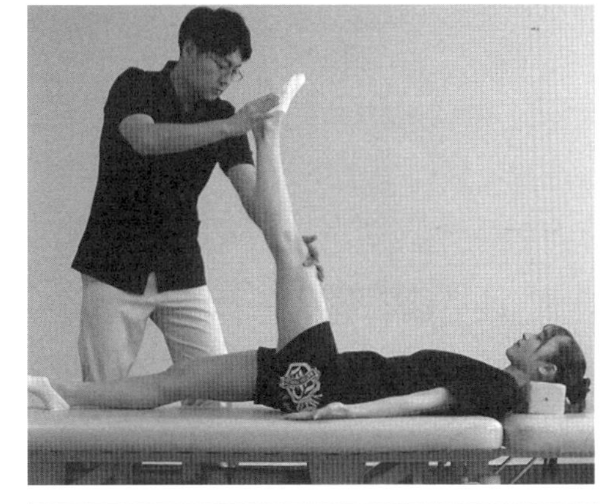

図 2-3-15　ラセーグテスト
検査肢位は背臥位。膝関節を完全伸展した状態から股関節を屈曲させる。70 ～ 90° 以下にて挙上していない下肢の大腿後面から膝窩部の坐骨神経領域に神経症状や疼痛が生じれば陽性。

影響を受けやすく，症状を発生しやすいとされている [83, 84]。主な症状として，梨状筋部の筋緊張や圧痛，坐骨神経領域における放散痛や感覚異常，殿筋群の萎縮などがある。Fishman ら [84] は，梨状筋症候群の鑑別のためには，flexion adduction internal rotation test（FAIR テスト）（**図 2-3-13**），梨状筋と坐骨神経の交差部の圧痛（**図 2-3-14**），ラセーグ（Lasegue）テスト（**図 2-3-15**）の３つのうち少なくとも２つが陽性である必要があるとしている。治療法としては，理学療法，薬物療法，手術療法などがある。

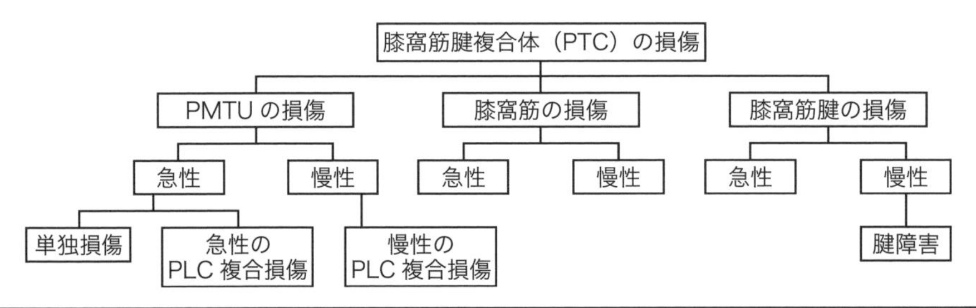

図 2-3-16　膝窩部の損傷分類（文献 95 より引用）
PTC：膝窩筋腱複合体（popliteus tendon complex），PMTU：popliteus muscle-tendon unit，PLC：膝後外側支持機構（posterolateral corner/complex）。

(4) 中間広筋，膝関節筋

中間広筋を含む大腿四頭筋の損傷は２つのメカニズムによって起こるとされる。１つは遠心性収縮を通じて張力が筋腱移行部の閾値を超えるほどに増加したとき，伸展損傷（いわゆる肉離れ）や断裂が起こることであり，もう１つは直達外力による打撲損傷である[86]。前者の伸展損傷は大腿四頭筋のうち２関節筋である大腿直筋が最も発生しやすく[86, 87]，中間広筋単独の損傷はまれである。また，大腿四頭筋断裂は英国における報告[88]では年間 10 万人当たり 1.37 人の発生率で男性に多いこと，50 代（平均年齢：男性 50.5 歳，女性 51.7 歳）に多いこと，組織の脆弱性の原因となる基礎疾患を有する場合が多いことなどが知られているが，中間広筋単体断裂の報告[89]はわずかである。一方，後者の筋挫傷については，相手の身体と自分の骨の間に筋が挟まれる際に，筋断面積の狭い自らの骨に近い部分で筋が損傷されやすいため中間広筋に多いとされ[90]，わが国でも報告が散見される[91～93]。また，大腿骨骨幹部骨折や大腿骨顆上骨折などでは中間広筋の挫傷を合併することが多く，受傷時点ですでに挫傷が存在するものとして運動療法を実施することが望ましいとの報告もある[35]。さらに，中間広筋の瘢痕化や外側広筋との癒着は著明な膝関節拘縮の原因となるため，可動性の拡大を目的に中間広筋の切離術が行われる場合もある[94]。

(5) 膝窩筋

膝窩筋腱の損傷については，部位と急性か慢性かなどで分類されているものがある[95]（**図 2-3-16**）。損傷を引き起こす状況としては，脛骨が外旋した状態で膝関節の内反強制，あるいは脛骨の強制的な外旋を伴う膝関節の過伸展または屈曲とされている[96, 97]。膝窩筋腱の単独損傷についての報告は散見される程度で，発生率などは明らかになっていない[98, 99]。その多くはアスリートに起こるとされ，アメリカンフットボールやサッカーでの受傷が最も多いこと，受傷機転の多くがコンタクトプレーによるものであることなどが報告されている[100]。腱部は大腿骨外側顆の起始部や関節部での緊張や剥離を起こしやすく，反復性のストレスによって損傷が引き起こされる[95]。また，人工膝関節全置換術において LCL と膝窩筋腱の大腿骨起始部は骨切除部に近いため医原性損傷に曝されることがある[101]。さらに，PLC 損傷は多くの場合，膝のほかの靭帯損傷に合併して起こり[102]，PCL 損傷の約 60％が PLC 損傷と関連して

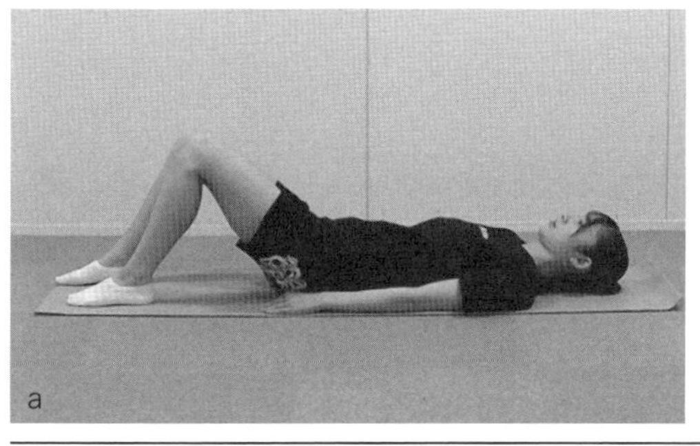

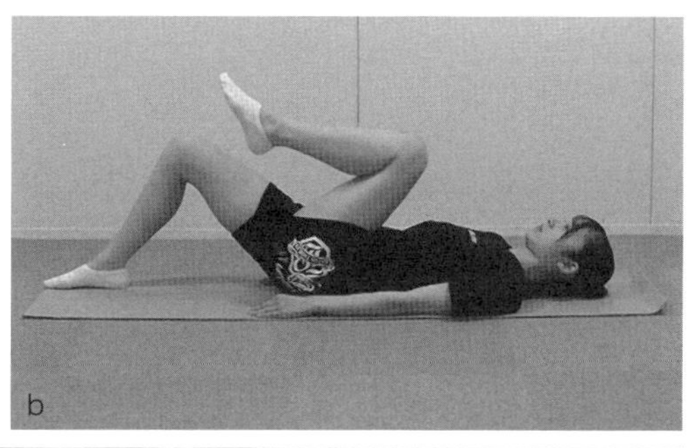

図 2-3-17　背臥位での股関節屈曲運動
背臥位で股関節軽度屈曲位をとる（a)。股関節屈曲運動を行う（b)。ゆっくりと開始肢位に戻る。徒手やゴムチューブなどで負荷を加えてもよい。

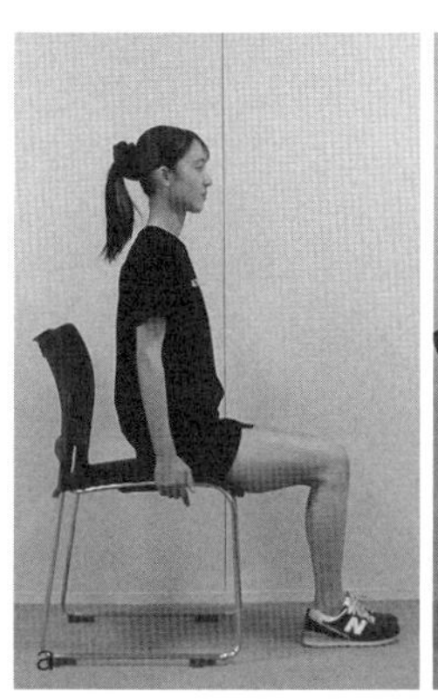

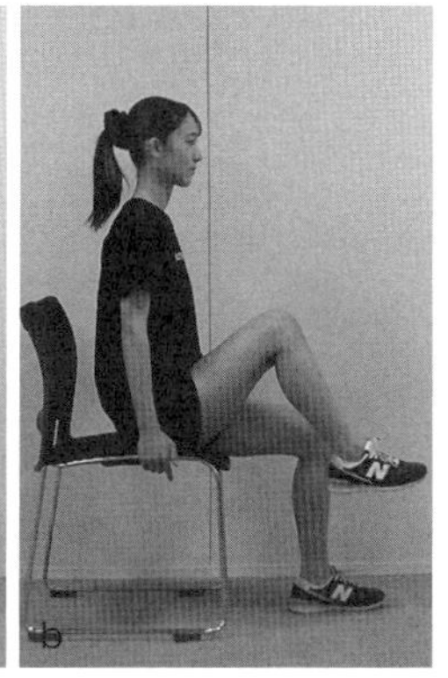

図 2-3-18　座位での股関節屈曲運動
端座位をとり，上肢は必要に応じて座面に置く(a)。股関節屈曲運動を行う（b)。ゆっくりと開始肢位に戻る。徒手やゴムチューブなどで負荷を加えてもよい。

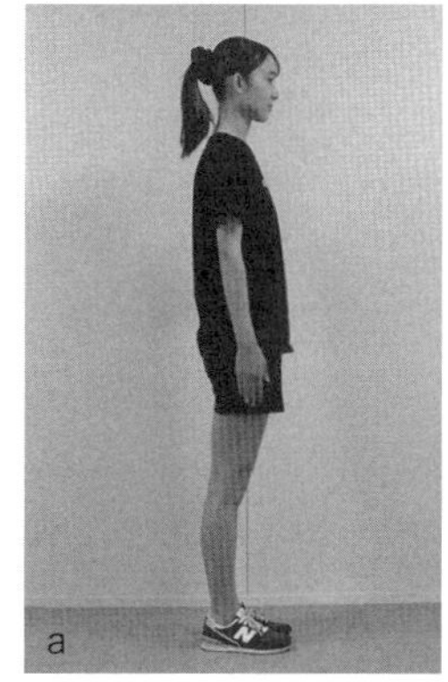

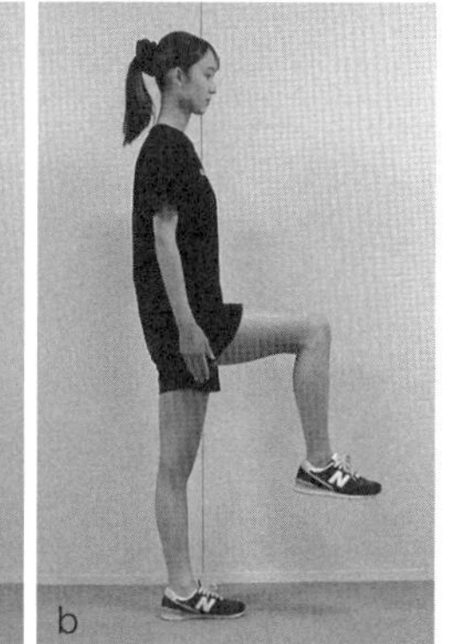

図 2-3-19　立位での股関節屈曲運動
立位をとる(a)。股関節屈曲運動を行う(b)。ゆっくりと開始肢位に戻る。徒手やゴムチューブなどで負荷を加えてもよい。

いること[103]や，ACL 損傷との合併率は約 11％であるとの報告がある[104]。また，PTC および PLC の損傷が見逃され，ACL や PCL の再建だけが行われた場合には不安定性が残存する可能性があり，同時再建が望ましいとされる[95]。

3. トレーニング方法

(1) 腸腰筋，iliocapsularis muscle

腸腰筋は股関節屈曲角度が増加するに伴い筋活動が増加し[16]，同じ股関節屈曲作用をもつ大腿直筋は股関節屈曲 10 ～ 30° で筋活動が優位となる[105]。そのため，腸腰筋をより選択的に活動させたい場合には，股関節を 30° 以上屈曲させた状態での運動が有効である（**図 2-3-17**)。また，肢位や運動様式，負荷などを変化させることで，対象者に適した運動を実施する（**図**

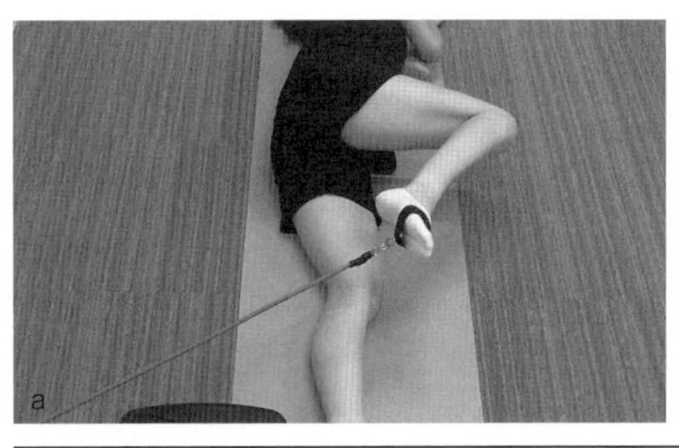

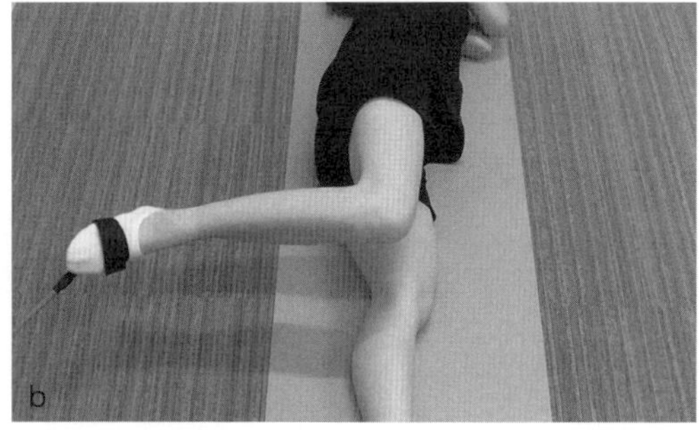

図 2-3-20　腸腰筋の遠心性収縮エクササイズ
任意の姿勢（図では側臥位）をとり，股関節屈曲位で負荷がかかるようにチューブなどを巻く（a)。ゆっくりと股関節伸展運動を行う（b)。開始肢位に戻る。

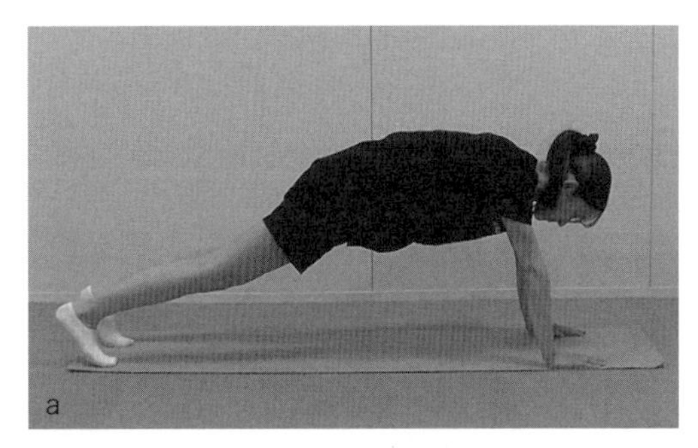

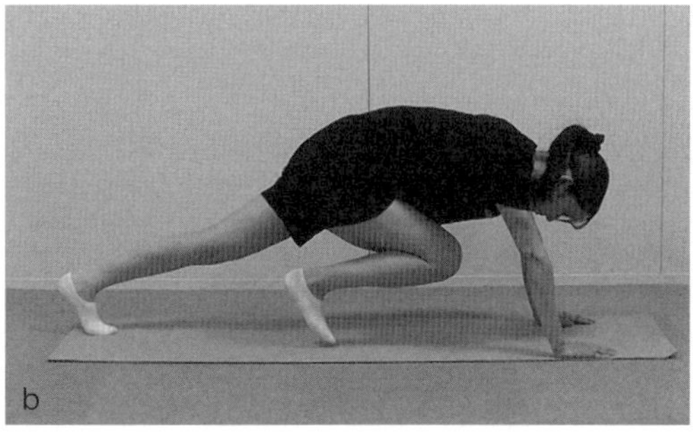

図 2-3-21　マウンテンクライマー
腕立て伏せ（プッシュアップ）の開始肢位をとる（a)。一側下肢を胸に近づけるように屈曲運動を行う（b)。開始肢位に戻ると同時に逆側下肢でも同様の運動を行う。規定の回数繰り返し行う。

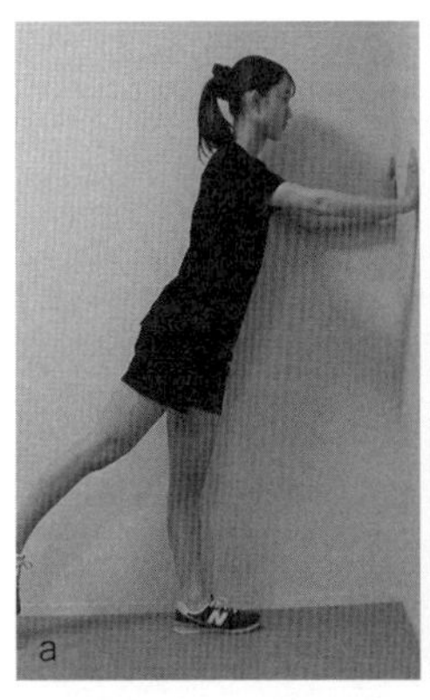

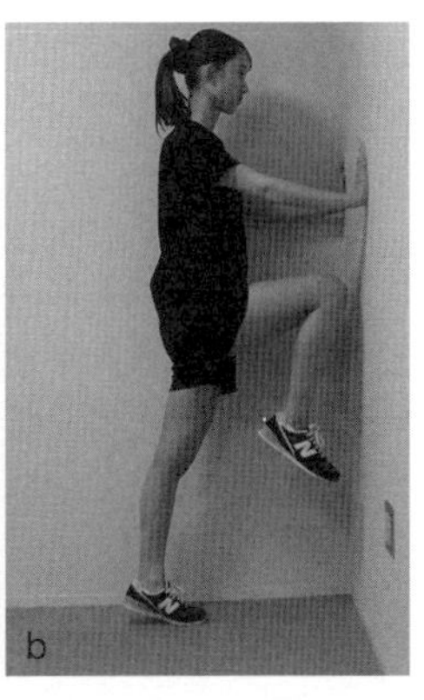

図 2-3-22　サイレイズ / フォワードスイング
壁に手をついてやや前傾姿勢をとる（a)。前方へ重心を移しながら股関節屈曲運動を行う（b)。ゆっくりと開始肢位に戻る。

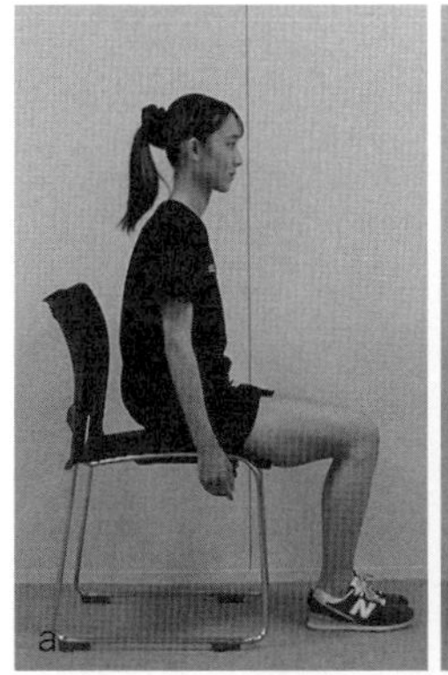

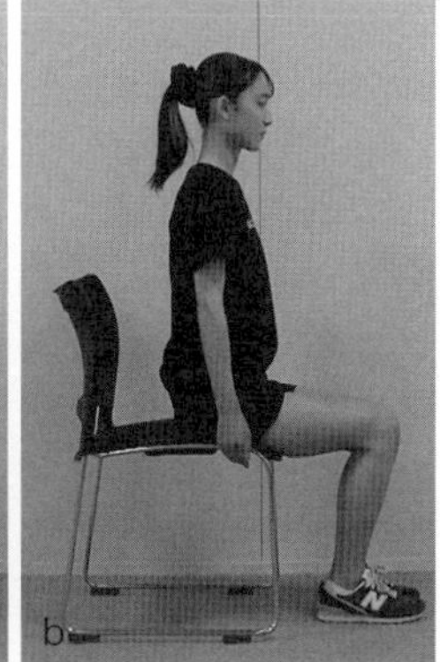

図 2-3-23　座位での骨盤前傾・後傾エクササイズ
座位をとる（a)。ゆっくりと骨盤の前傾と後傾を繰り返す（b)。徒手などで負荷を加えてもよい。

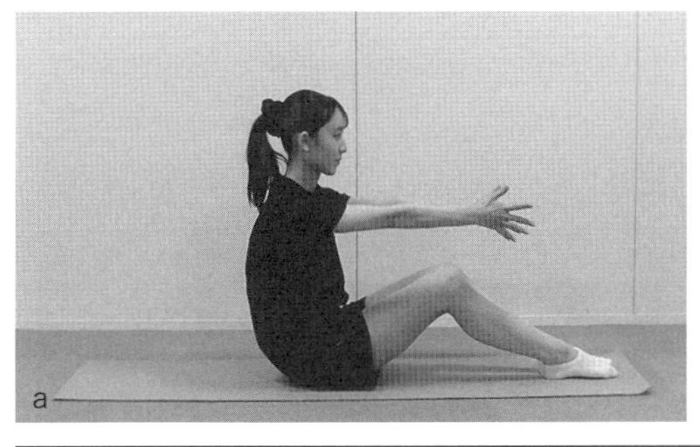
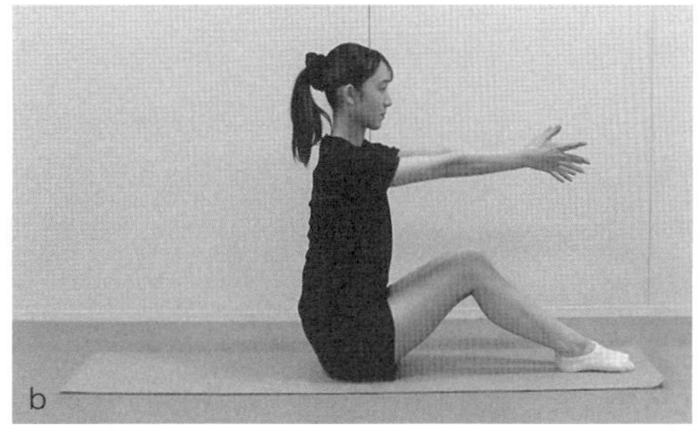

図 2-3-24　床座位での腸腰筋エクササイズ
床で両膝を立てた状態で座位をとる（a）。ゆっくりと股関節の屈曲を行う（b）。この時脊柱の後弯が優位にならないよう注意する。

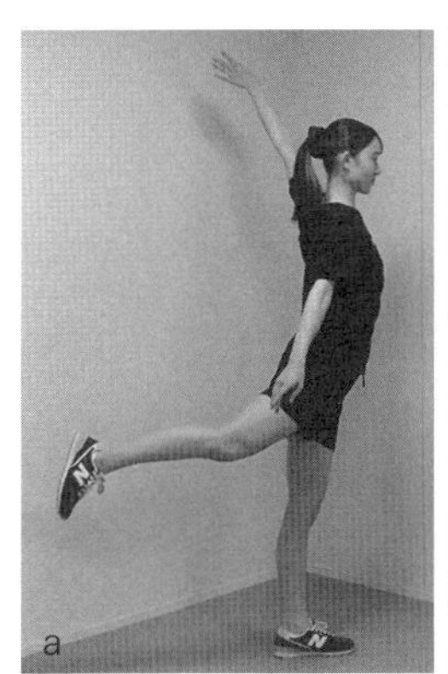
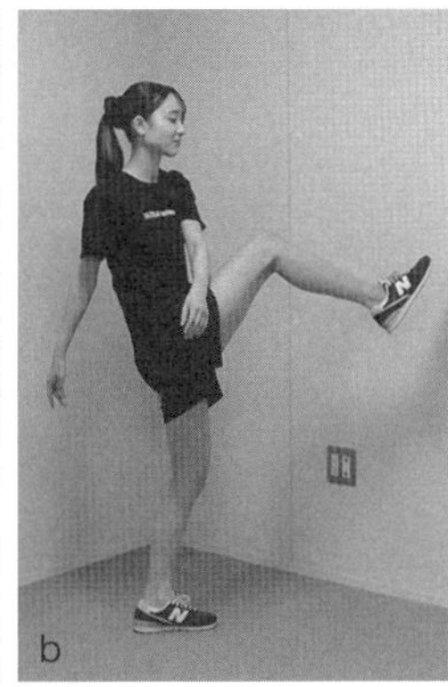
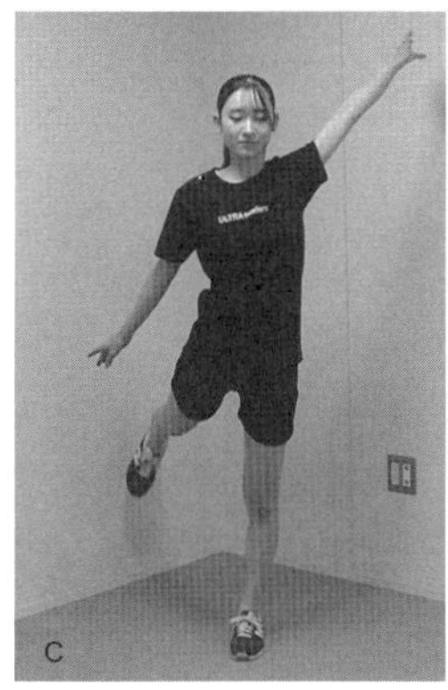
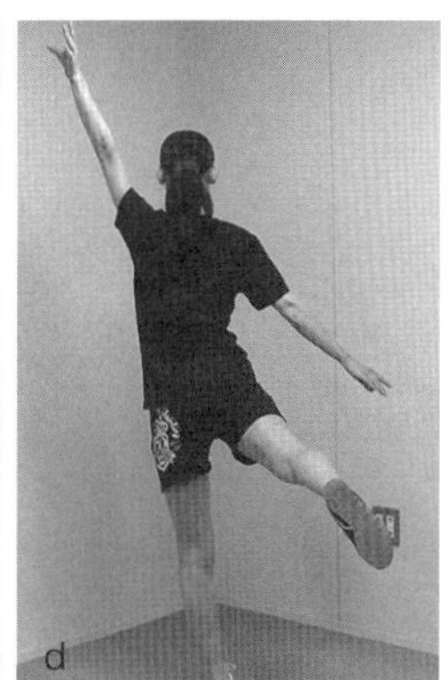

図 2-3-25　クロスモーションエクササイズ
a：開始肢位，b：終了肢位，c：開始肢位前面，d：開始肢位後面。

2-3-18 ～図 2-3-22）。さらに，腸腰筋の逆作用を利用し，大腿骨を固定した状態から骨盤の前傾を生じさせる運動も一般的である（**図 2-3-23，図 2-3-24**）。加えて，ボッシュ[106]は高速ランニングでのクローズドチェーンからオープンチェーンへの移行時に，パワー発揮は腸腰筋からだけでなく，腹部筋群からも行われ，それらが骨盤の前傾を制限しなければならないと述べている。さらに仁賀[107]は鼠径部周辺痛の病態について，身体の重い部分（体幹）を固定して軽い部分（下肢）が動くべきところを，逆に軽い部分（下肢）が固定されて重い部分（体幹）を動かしてしまうとリバースアクション（逆作用）が生じ，器質的疾患や痛みを生じる原因になると述べている。つまり腸腰筋のトレーニングを行う際は，体幹筋群と協調した活動が重要になると考えられ，クロスモーションエクササイズ[108]などが実施されることも多い（**図 2-3-25**）。

小腰筋および iliocapsularis muscle に対する個別に有効なトレーニング方法などの報告はみられない。しかし，解剖学的位置が腸骨筋・大腰筋と近似していることを考えると，両筋同様のトレーニングが有効である可能性がある。

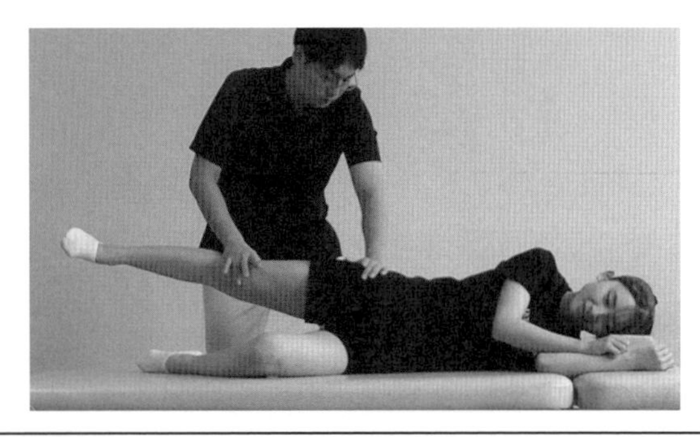

図 2-3-26 等尺性外転運動
側臥位になり，股関節伸展 10°・外転 20°，軽度内旋位で等尺性収縮をさせる。骨盤が回旋しないよう注意する。

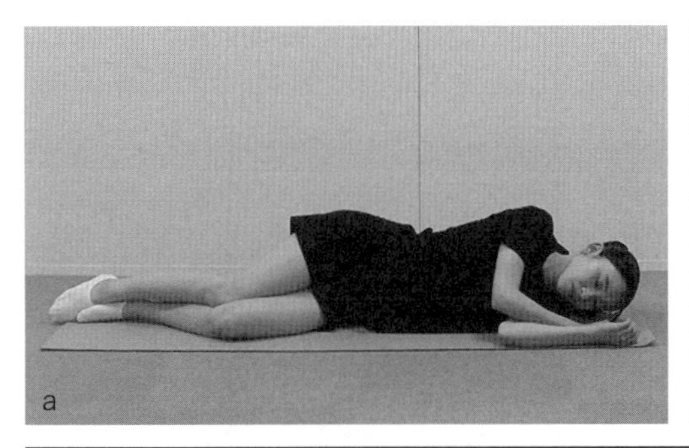

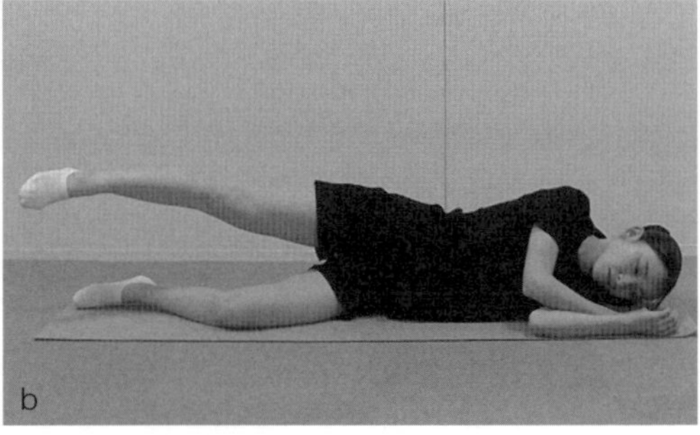

図 2-3-27 等張性外転運動
側臥位になる（a)。股関節軽度内旋位，股関節 0 ～ 20° で外転運動を行う（b)。骨盤が回旋しないよう注意する。踵部から持ち上げるようにすると股関節軽度内旋位を保ちながら行ことができる。

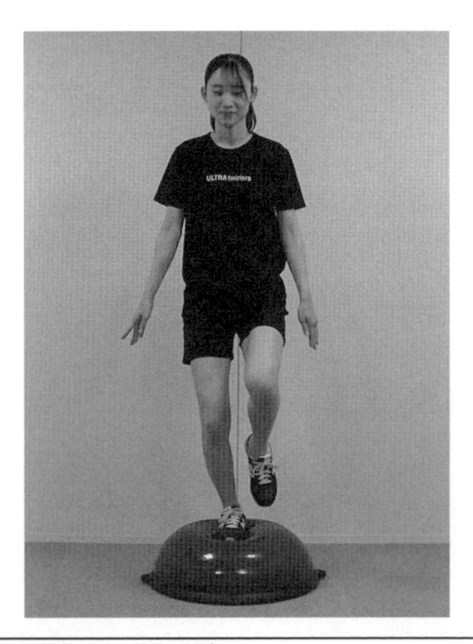

図 2-3-28 不安定面での片脚立位トレーニング
不安定な床面（図では BOSE® を使用）で，骨盤を水平に保つことを意識して片脚立位姿勢を維持する。

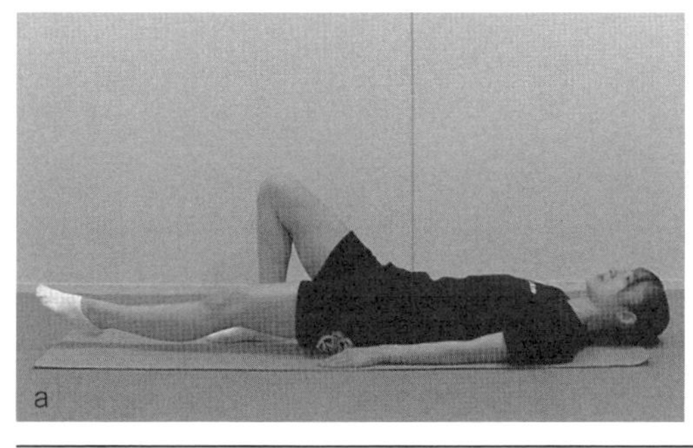

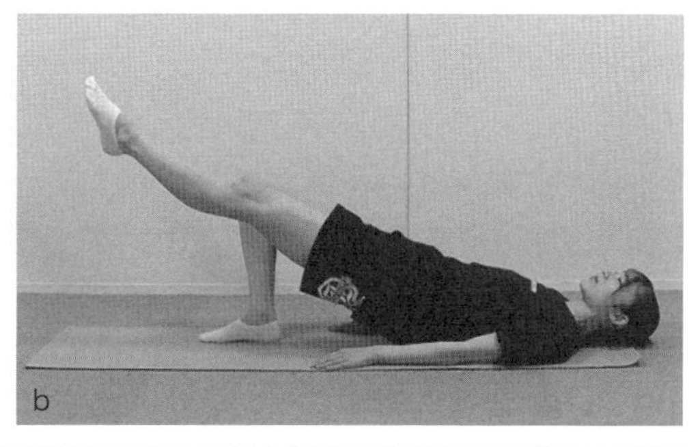

図 2-3-29　シングルレッグブリッジ
背臥位になり，一側下肢の膝を屈曲させ，足底を床につける（a)。もう一側は膝関節を伸展し挙上し，殿部を浮かせ股関節を完全伸展させる（b)。体幹安定性を高めた状態で行う。

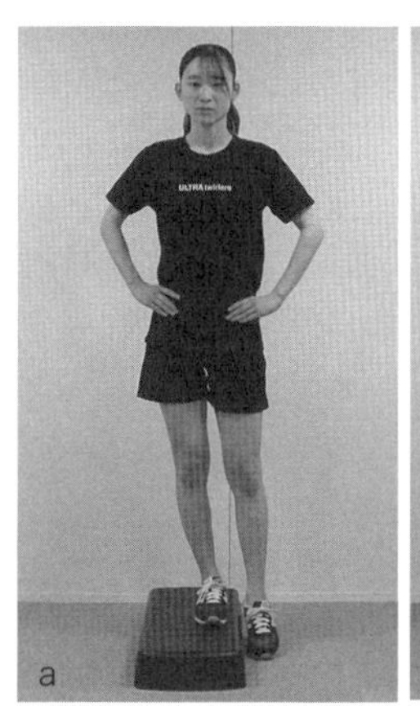

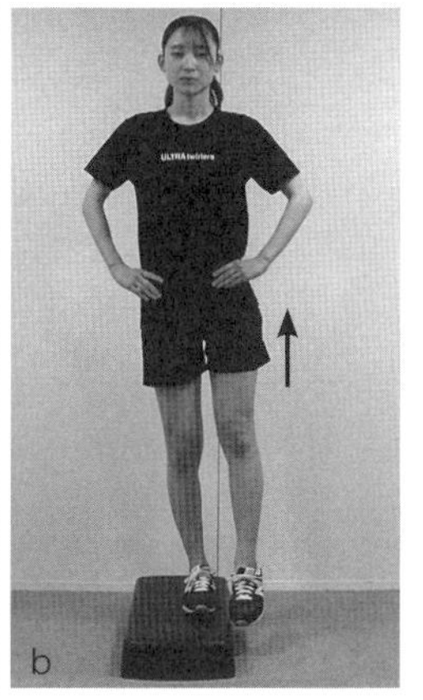

図 2-3-30　ペルビックドロップ
片脚を台に乗せ立位をとる（a)。対側の脚は浮かせたまま骨盤が水平になる位置まで骨盤を挙上し保持する（b)。ゆっくり戻す。

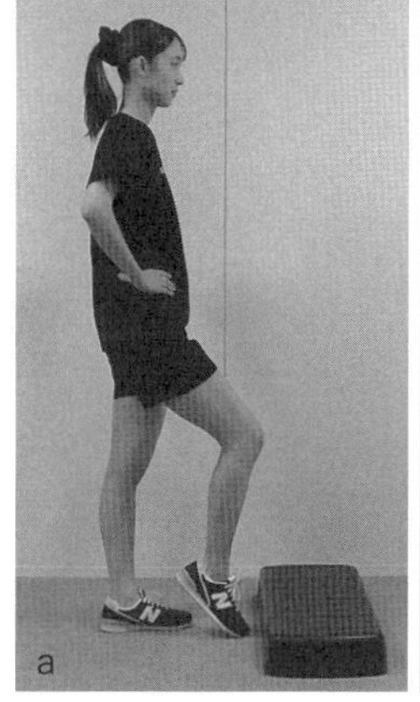

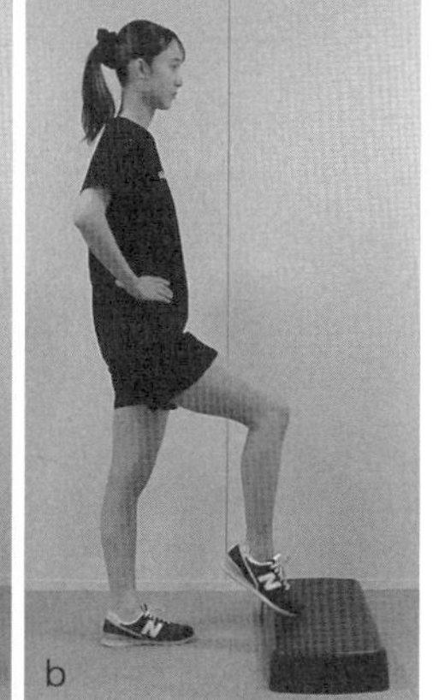

図 2-3-31　ヒップピッチウィズトゥタップ
立位をとり，両足の前に低い台などを用意する（a)。体重を片脚に乗せ，対側脚のつま先を立ててバランスをとった状態から股関節を引き上げ前方にある台につま先で触れる（b)。一瞬静止しもとの位置に戻す。

（2）小殿筋

小殿筋は，股関節伸展 10°・外転 20° での等尺性外転運動（**図 2-3-26**）によって収縮率が高くなったという報告がある[109]。また，股関節外転 0 〜 20° までの等張性外転運動（**図 2-3-27**）を最大筋力の 20％にあたる低負荷で実施することで，中殿筋に対する小殿筋の筋活動量が多くなったという報告[110]や，不安定面での片脚立位トレーニング（**図 2-3-28**）を行うことでより小殿筋の筋活動が向上し，股関節の安定性を獲得していくことができるのではないかといった報告[24]もある。これらの報告から，小殿筋単独のトレーニングというよりは，中殿筋に比較し小殿筋の筋活動がより高まると考えられるトレーニングや両筋にかかわるトレーニングを実施することがより効果的であると考えられる（**図 2-3-29 〜図 2-3-31**）。

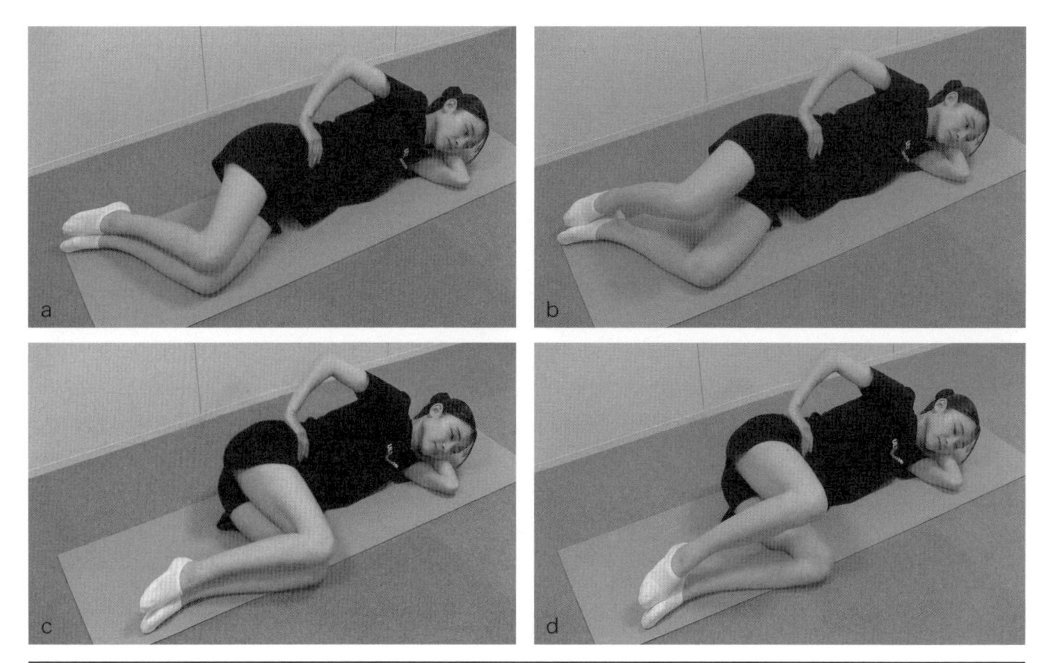

図 2-3-32　クラムシェル
a，b：股関節屈曲 60°，c，d：股関節屈曲 90°。側臥位になる（a，c）。股関節屈曲位で腹圧を保持しながら股関節を最終域まで外旋させる（b，d）。骨盤が回旋しないように注意する。

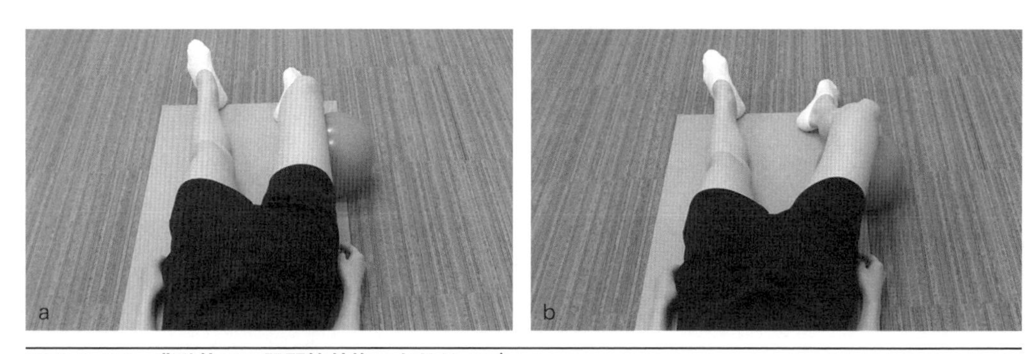

図 2-3-33　背臥位での股関節外旋エクササイズ
背臥位をとる（a）。腹圧を保持しながら股関節外旋最終可動域でボールを押し潰すように等尺性収縮を行う（b）。

(3) 深層外旋六筋

股関節屈曲角度により作用する筋が変化するとされており[111]，深層外旋六筋のより選択的なトレーニングをするためには，股関節屈曲角度を変化させながら状況に応じて実施するとよい。梨状筋は屈曲 60° を超えると内旋筋として作用し[85, 112]，また内閉鎖筋は屈曲 90° で筋活動が活発になるため，それぞれに対応した股関節屈曲角度でトレーニングを行うとよいとされている[113]（**図 2-3-32**）。股関節屈曲 0° では股関節外旋作用をもつすべての筋が働くため[114]，表層筋の収縮が伴わないよう注意しながらトレーニングを実施することが重要である[113]（**図 2-3-33 ～図 2-3-35**）。また股関節深層筋は低負荷でも十分な収縮を示すことが報

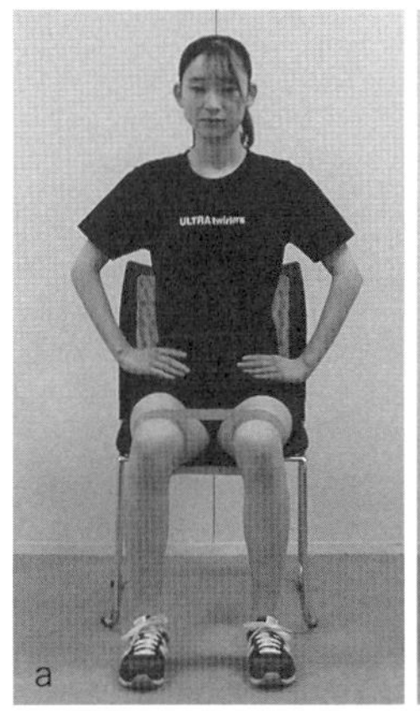

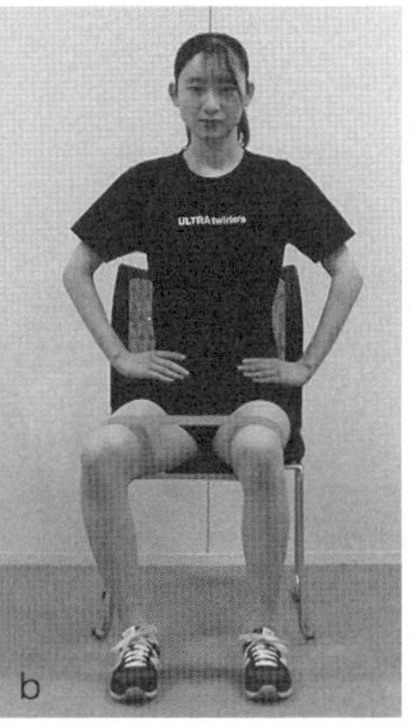

図 2-3-34　座位での股関節外旋エクササイズ
座位になり大腿部にチューブを巻く（a)。腹圧を保持しながら股関節を外旋させていく（b)。足が床から離れないように，かつ逆側の膝が内側へ入らないように注意する。

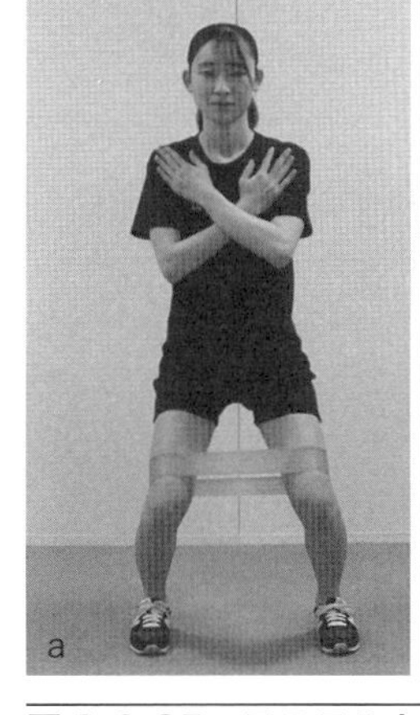

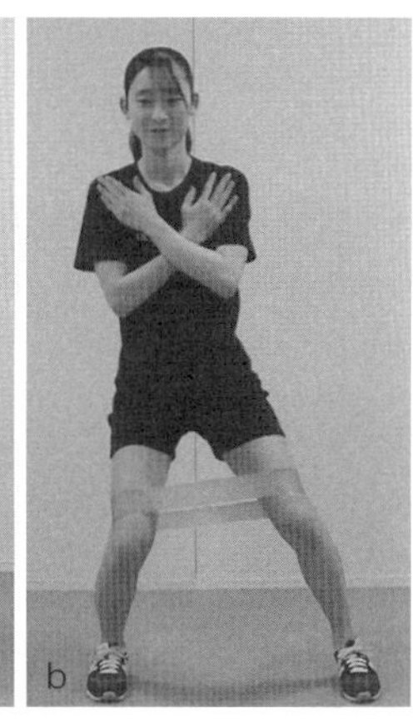

図 2-3-35　ラテラルウォーク
立位で大腿部にチューブを巻き開始肢位をとる（a)。スクワット肢位を保持したまま足を横に 1 歩ずつ出す（b)。両側下肢の膝が内側に入らないように注意する。

図 2-3-36　深層外旋六筋のストレッチング
背臥位で股関節・膝関節屈曲 90° の姿勢をとる（a)。股関節を内転させる（b)。

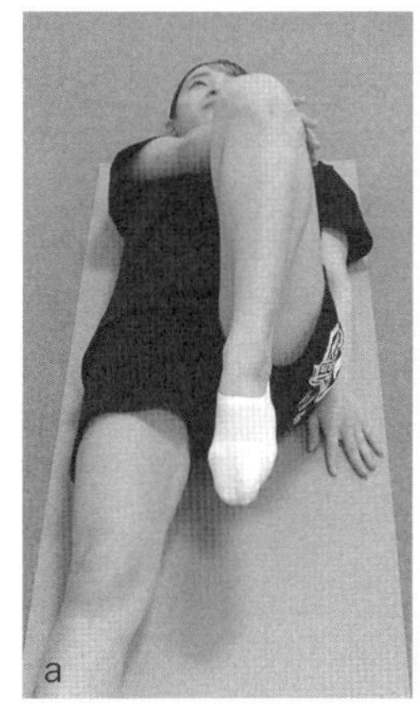

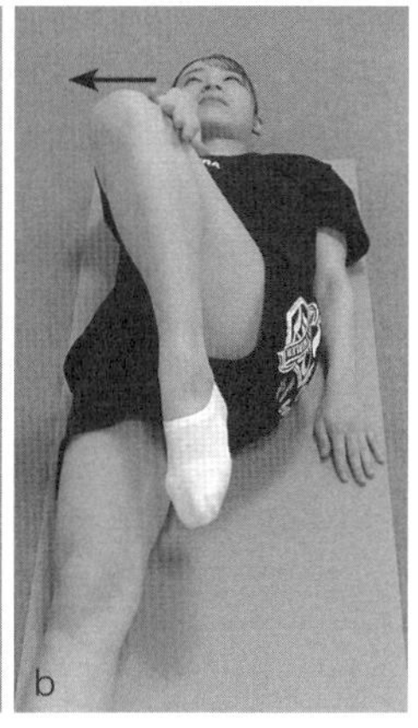

図 2-3-37　坐骨神経スライダー
座位になる (a)。脊柱を最大後弯させ，膝関節を伸展させると同時に頭頚部も伸展させる (b)。この動作を繰り返す。

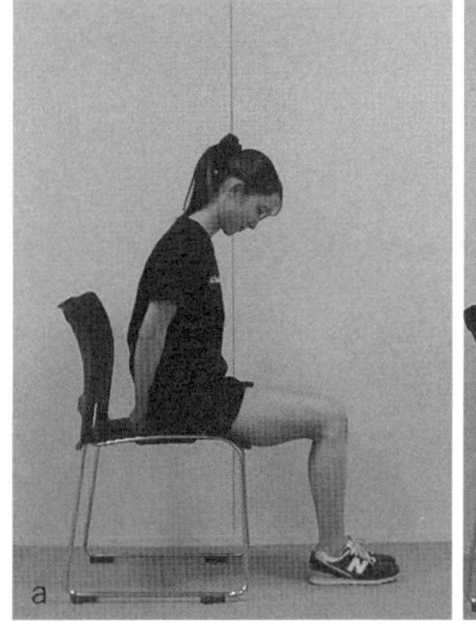

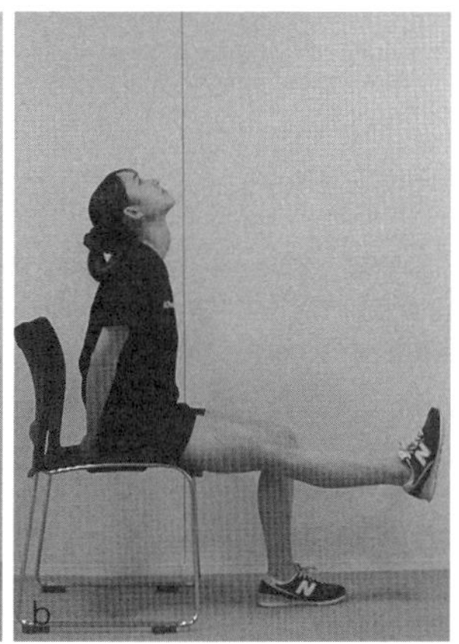

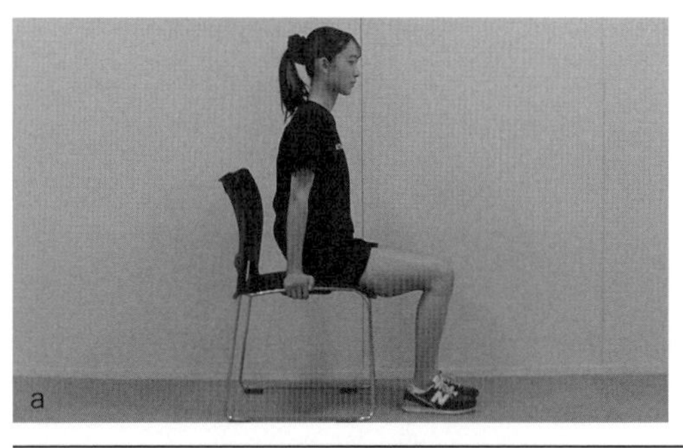
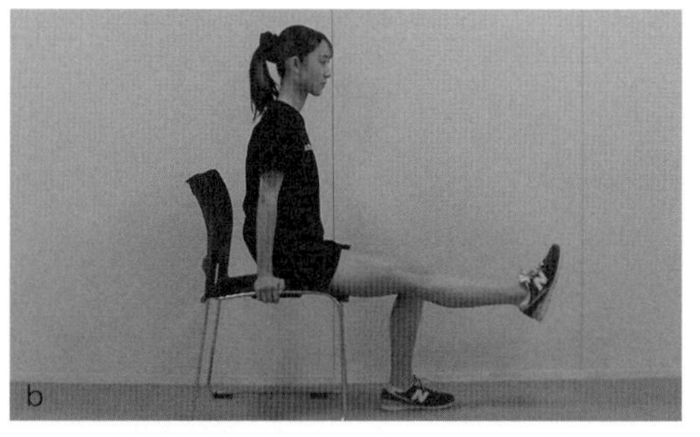

図 2-3-38　座位での膝関節伸展運動
端座位をとり，上肢は必要に応じて座面に置く（a）。膝関節の伸展を行う（b）。ゆっくりと開始肢位に戻る。徒手やゴムチューブなどで負荷を加えてもよい。

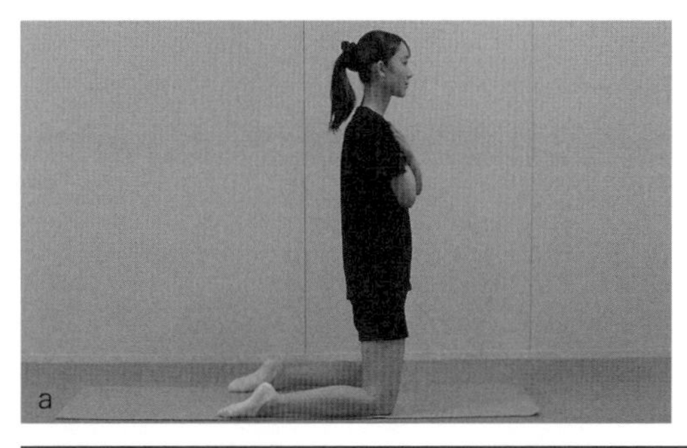
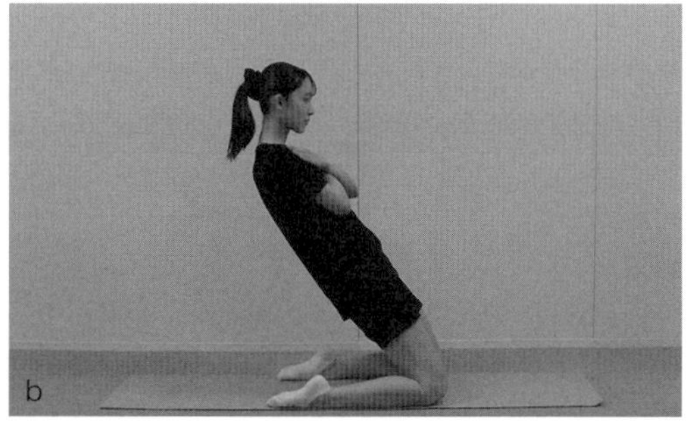

図 2-3-39　膝立ち位でのニーエクステンション
両膝立ちで胸の前で腕を組む（a）。膝関節を屈曲させ後方へ倒れ，任意の角度で保持する（b）。ゆっくりと開始肢位に戻る。上体・骨盤のアライメントに注意する。

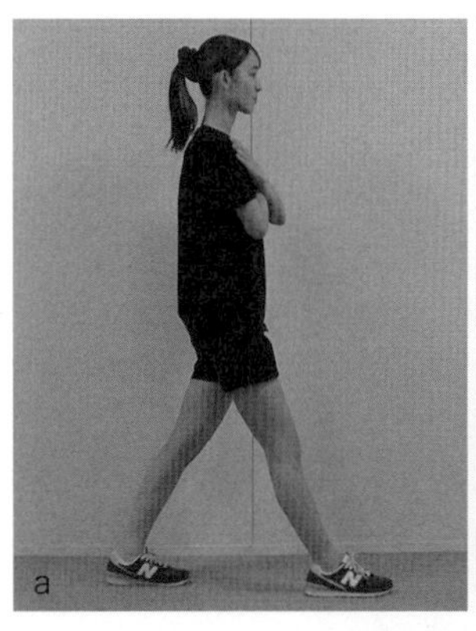
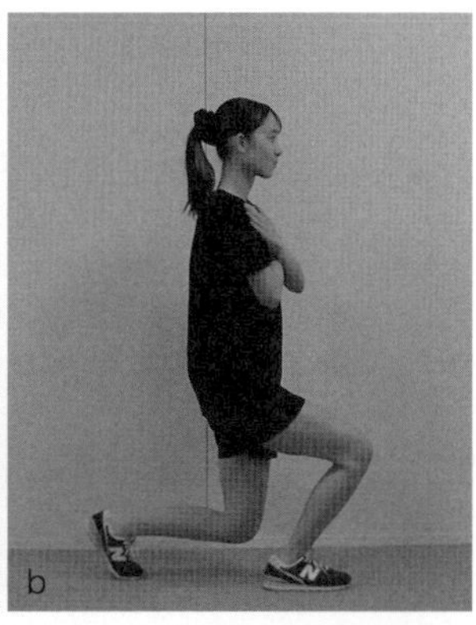

図 2-3-40　スプリットスクワット
前後に足を開いた立位をとる（a）。股関節・膝関節を協調させて任意の角度まで屈曲させていく（b）。ゆっくり開始肢位に戻る。脊柱・骨盤や下肢のアライメントに注意する。

告されている[115]。梨状筋症候群に対しては運動療法による効果が報告されており[116]，梨状筋のストレッチとして，股関節・膝関節屈曲 90°，股関節内転 30° の肢位で伸張する方法が提案されている[117]（**図 2-3-36**）。そのほか，坐骨神経へのアプローチとして坐骨神経の遠位滑走性を促す方法もある[118]（**図 2-3-37**）。

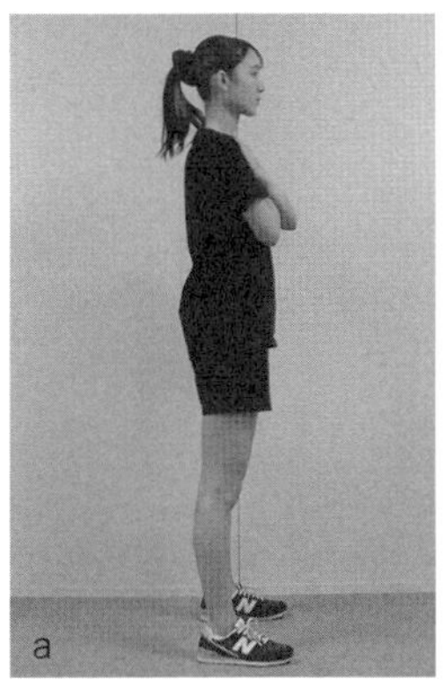

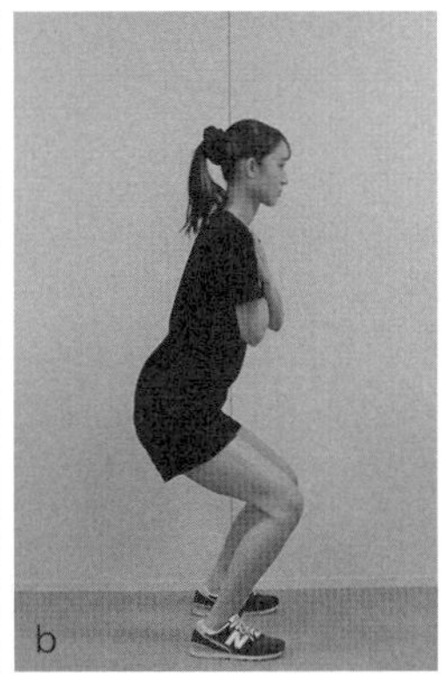

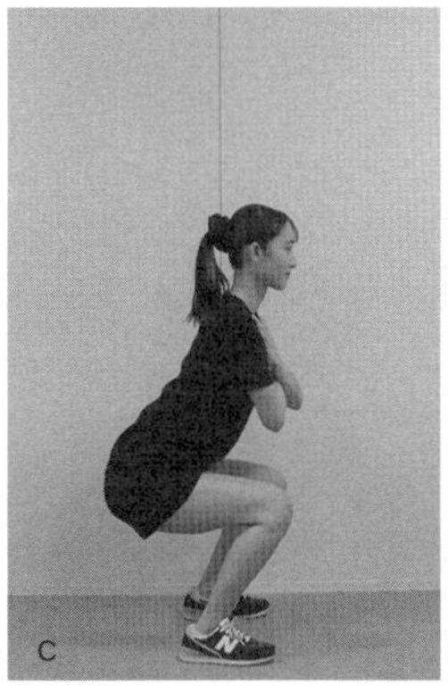

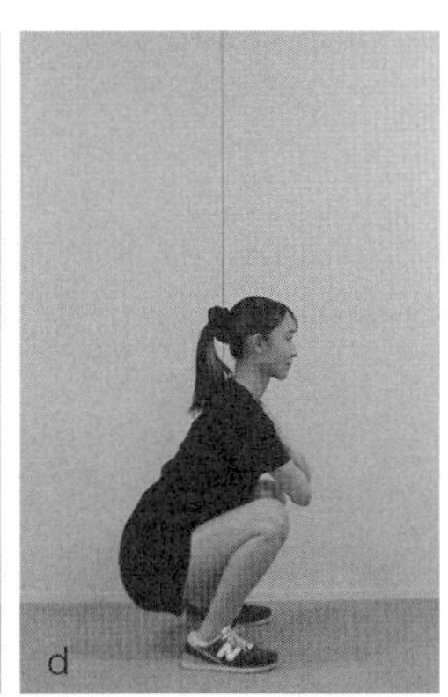

図 2-3-41　両脚でのスクワット

a：開始肢位，b：ハーフスクワット，c：パラレルスクワット，d：フルスクワット。肩幅程度に足を開いた立位をとる。股関節・膝関節を協調させて任意の角度まで屈曲させていく。ゆっくりと開始肢位に戻る。脊柱・骨盤や下肢のアライメントに注意する。

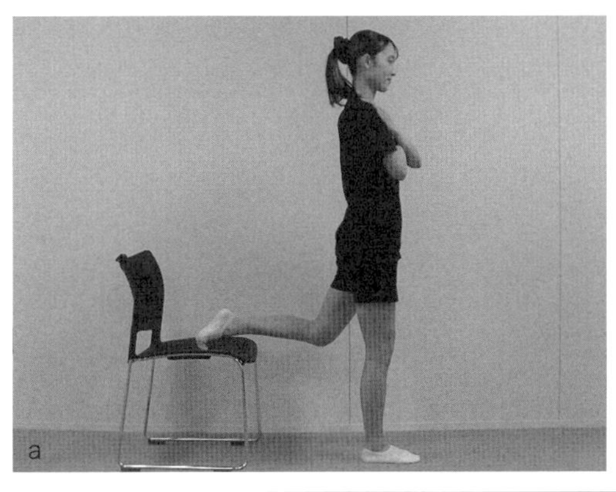

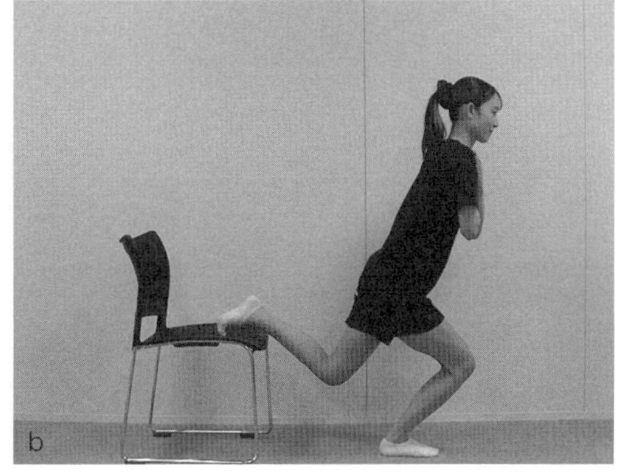

図 2-3-42　ブルガリアンスクワット

片脚立位となり，遊脚側を後方の台や椅子に置く（a)。股関節・膝関節を協調させて任意の角度まで屈曲させていく（b)。ゆっくりと開始肢位に戻る。脊柱・骨盤や下肢のアライメントに注意する。

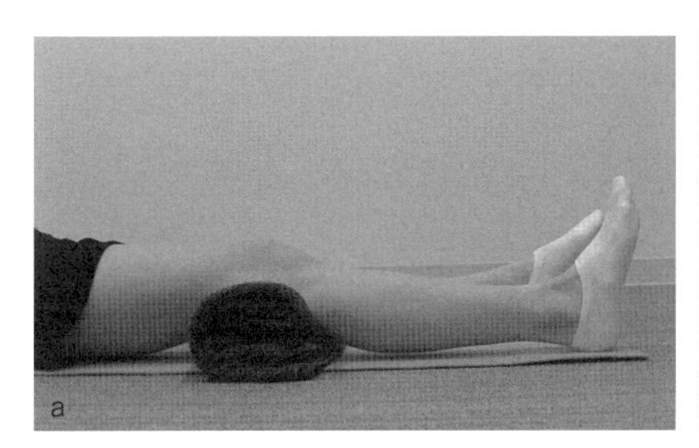

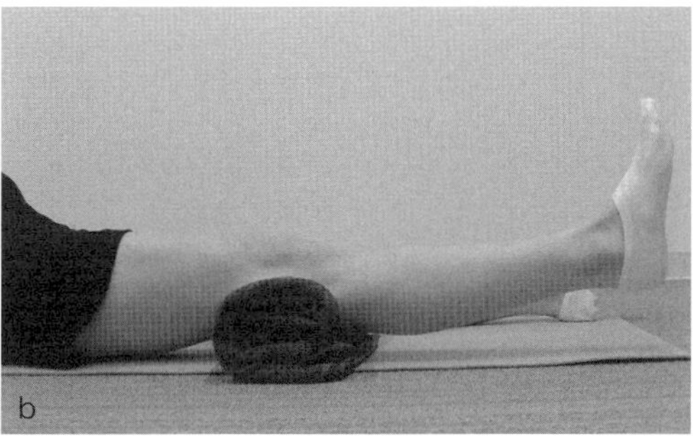

図 2-3-43　クアドセッティング / パテラセッティング

長座位で膝窩部にタオルなどを置き，膝関節軽度屈曲位とする（a)。タオルを押しつぶすようにして膝関節伸展運動を行う（b)。ゆっくりと開始肢位に戻る。大腿四頭筋の収縮および膝蓋骨の運動を確認しながら行う。

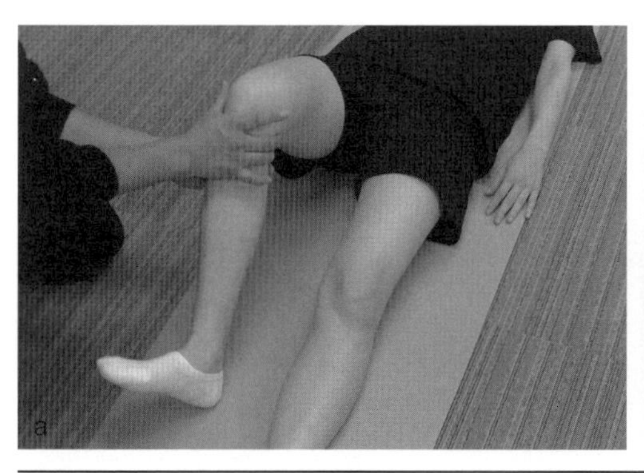
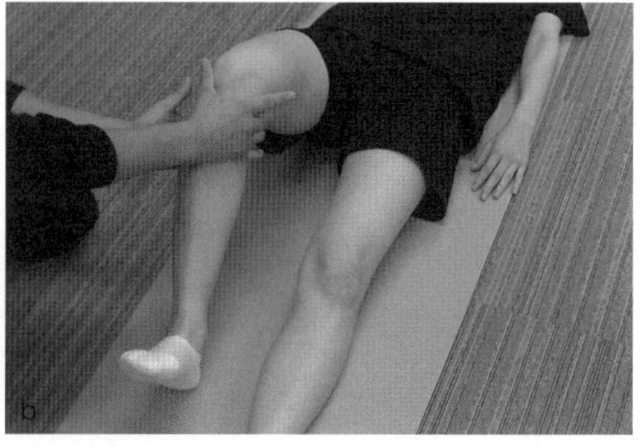

図 2-3-44　背臥位での膝窩筋エクササイズ
背臥位になり，膝関節を軽度屈曲位とする（a）。下腿の内旋運動を行う（b）。

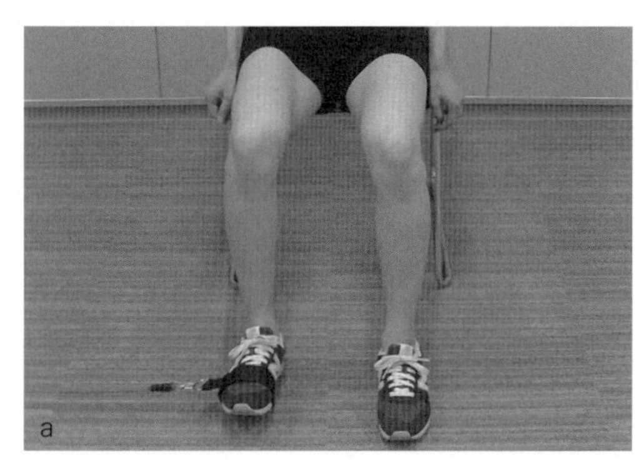
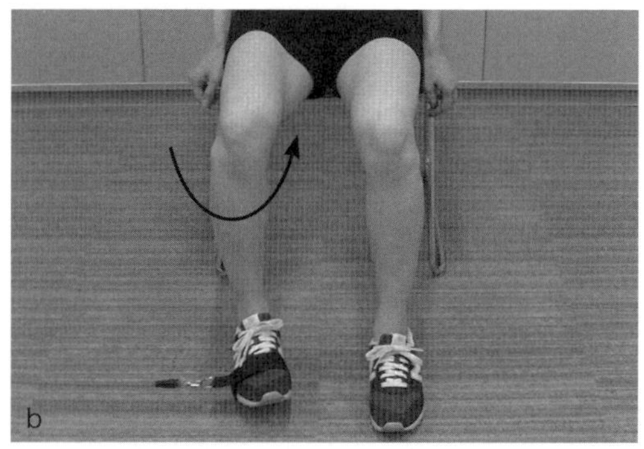

図 2-3-45　座位での膝窩筋エクササイズ
座位になり，前足部にゴムチューブなどを巻く（a）。下腿の内旋運動を行う（b）。ゆっくりと開始肢位に戻る。足関節の底背屈および内反・内転などの代償運動は最小限にとどめる。

（4）中間広筋，膝関節筋

中間広筋の選択的なトレーニング方法についての報告はみられない。しかし中間広筋は膝関節伸展位より屈曲位で筋活動が増大する特徴が他の３筋（大腿直筋，外側広筋，内側広筋）より強いことから，スクワット動作の膝関節屈曲域で重要な役割を果たす可能性が示唆されている[119]。このことから中間広筋のトレーニングを実施する際には，大腿四頭筋のトレーニングのなかでも比較的大きな膝関節屈曲角度が生じる種目を実施することがより効果的であると考える（**図 2-3-38 ～図 2-3-42**）。一方，膝関節筋は膝関節伸展位でより収縮するとされている[120]。トレーニングとしてはクアドセッティング/パテラセッティング（**図 2-3-43**）が実施されることが多い。このトレーニングは中間広筋および膝関節筋の収縮を促通して，大腿四頭筋の筋力維持および向上を目的として実施されるほか[121]，膝蓋上包への牽引刺激を加えることによって膝伸展筋力の増加および膝蓋上包の癒着予防に有効である可能性が示されている[122]。

図 2-3-46　下腿近位部への徒手抵抗を加えたレッグカール

腹臥位になり，膝関節を軽度屈曲位とする。下腿近位部および遠位部で膝関節屈曲に対する抵抗を加えながら下腿を長軸方向へ牽引する力を加える（黒矢印）。膝関節屈曲に合わせて下腿の内旋を誘導する（白矢印）。

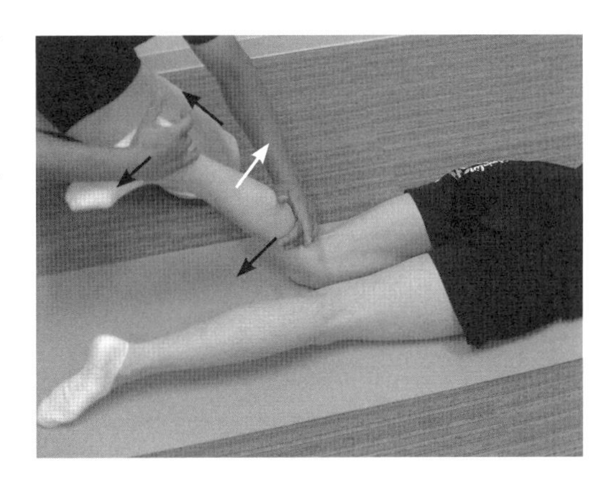

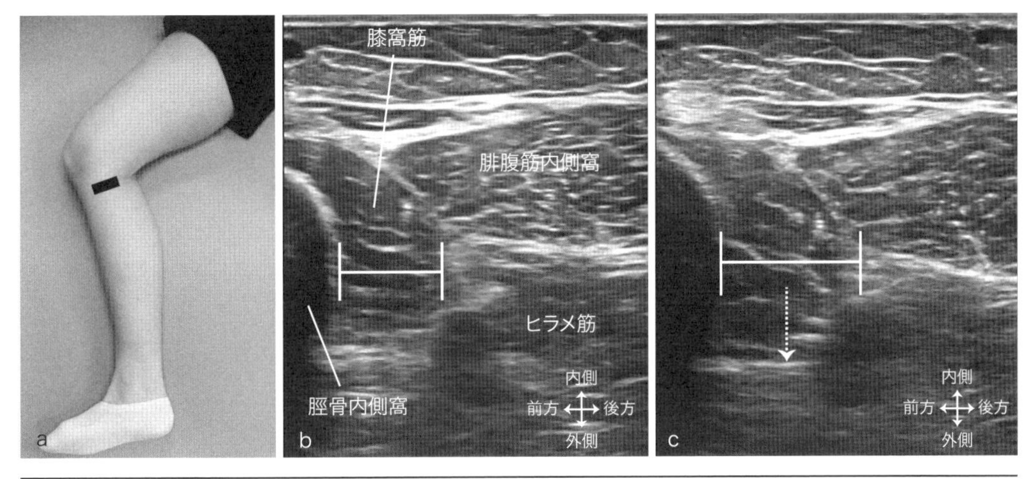

図 2-3-47　膝窩筋の超音波像

a：撮像位置，b：下腿回旋中間位の超音波像，c：膝窩筋を収縮させた下腿内旋位の超音波像。下腿の内旋に伴う膝窩筋の画面下方向への滑走（点線矢印）と筋厚の変化（バー）が観察できる。

(5) 膝窩筋

膝窩筋のトレーニングについては，等尺性膝関節屈曲・伸展に伴う下腿内旋運動が膝窩筋を鍛えるのに最も効果的であることが報告されている[123)]。しかし，臨床的には膝関節完全伸展位ではACL・PCL・MCL・LCLなどが緊張し下腿が外旋位で固定されるため，基本的には膝関節屈曲位での下腿内旋運動を行うことが有効であると考えられる（**図 2-3-44**，**図 2-3-45**）。またPLRI制御のため，半膜様筋と連動した膝窩筋のトレーニングが重要ではないかとの報告もある[124, 125)]（**図 2-3-46**）。膝窩筋の収縮は容易ではないため，状況に応じてセラピストが触れながら対象者にフィードバックしながら実施するのがよいと考える。下腿近位内側で比較的触知しやすいとされており[126)]，同時に前脛骨筋や腓腹筋，内側ハムストリングスなどの収縮が起こらないように目視，触知することで膝窩筋の収縮を促すことができるとされる[127)]。触知が困難な場合には，超音波画像診断装置を用いた視覚的なフィードバックを検討するのもよい（**図 2-3-47**）。荷重下において膝窩筋が最も活性化するのは膝軽度屈曲30～50°であり，この角度帯ではACLおよびPCLの交差が解除され緊張がゆるむことで膝関節

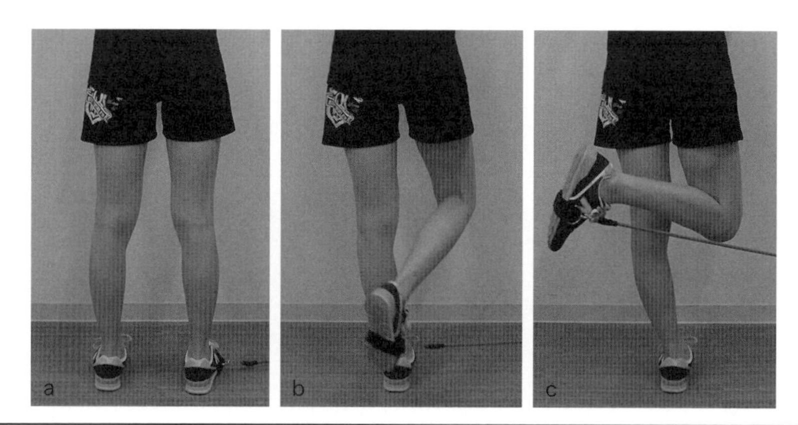

図2-3-48　PTC（PMTC）に対する多角的なエクササイズプログラム1：立位での抵抗運動
非荷重下肢の前足部にレジスタンスバンドなどを装着し立位をとる（a)。股関節外旋と膝関節屈曲，下腿内旋させる（b)。そのまま遊脚下肢を立脚下肢の後方まで移動させる（c)。

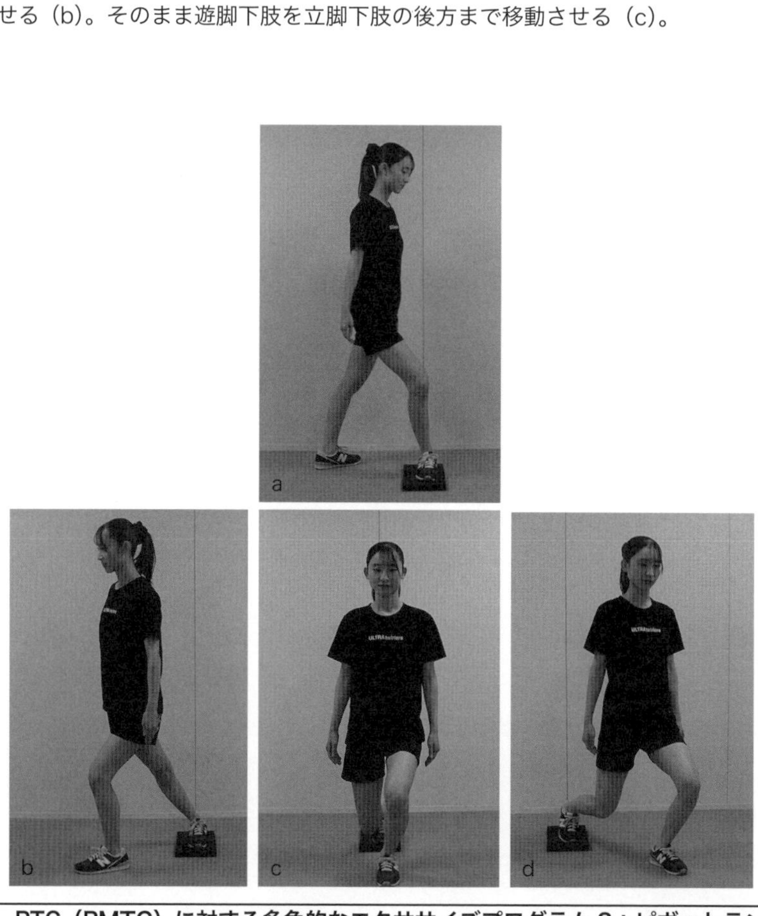

図2-3-49　PTC（PMTC）に対する多角的なエクササイズプログラム2：ピボットランジ
5 cm程度の段差に立脚下肢を置き，非荷重下肢はその斜め後方に位置させる(a)。そこからクロスオーバーダイアゴナルステップ（b)，フロントステップ（c)，斜め横方向へのステップ（d）の3つの連続したステップ動作を行う。それぞれのステップの直後には開始肢位に戻る。

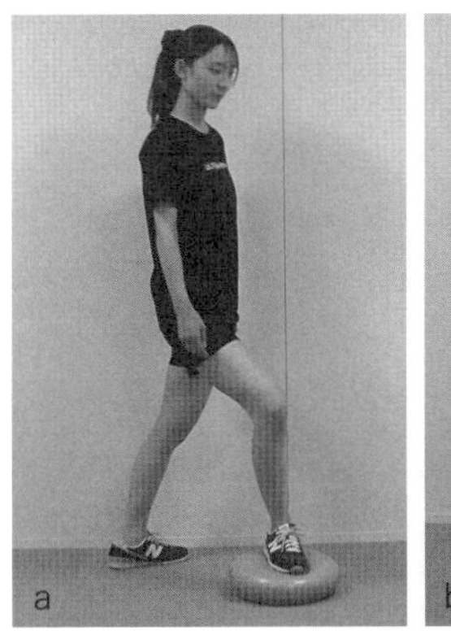

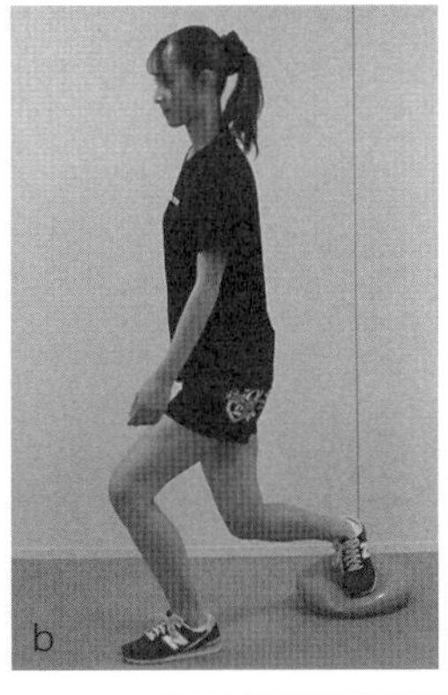

図 2-3-50　PTC（PMTC）に対する多角的なエクササイズプログラム３：不安定な床面でのステップ
床面での動作（**図 2-3-49**）において下肢・体幹の動的安定性が十分であれば，続いて不安定な床面で同様の動作を行う。

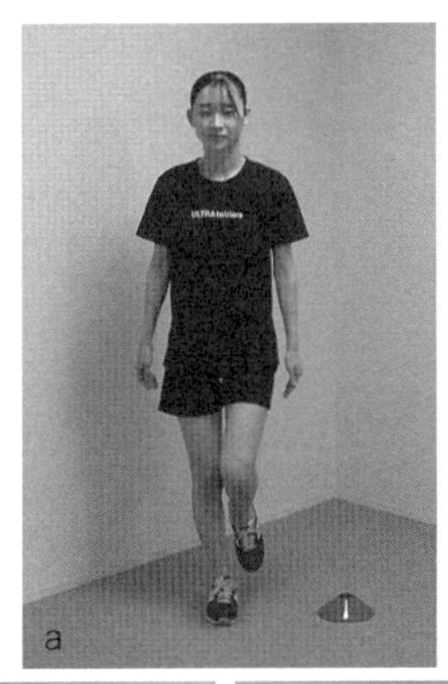

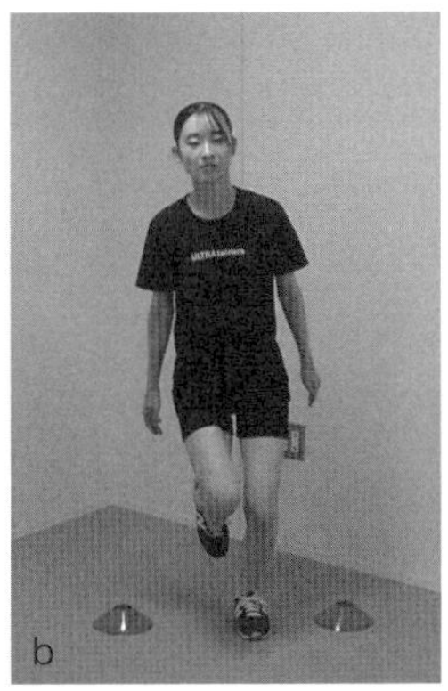

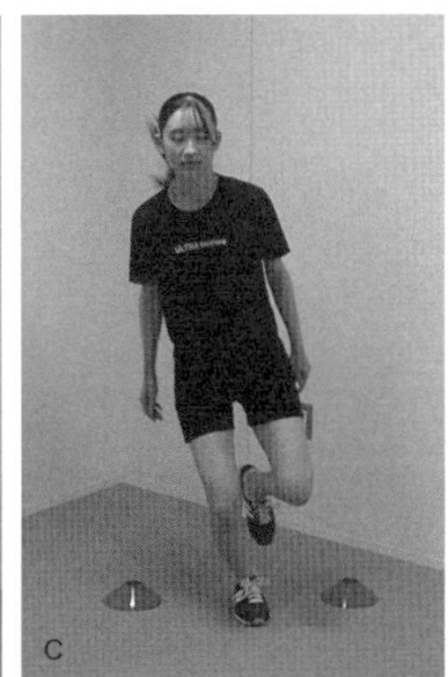

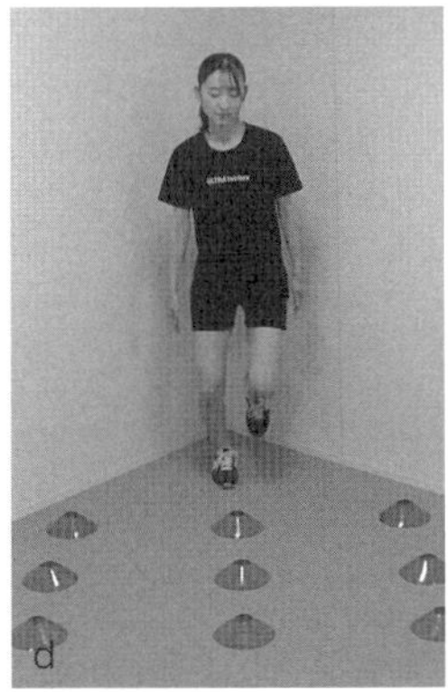

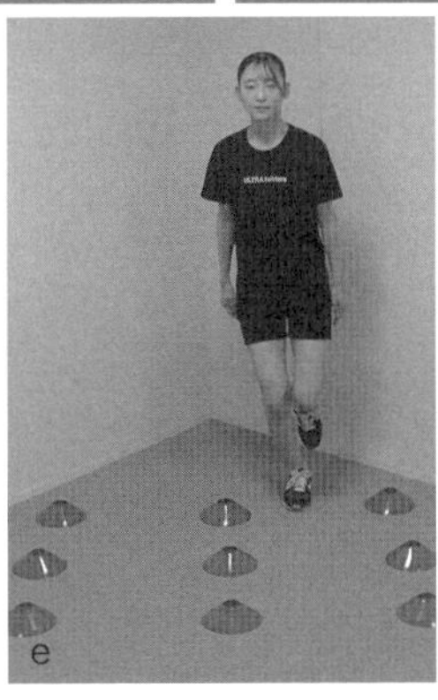

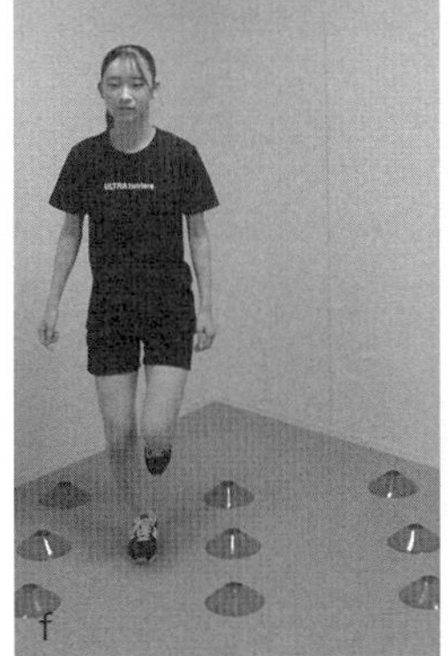

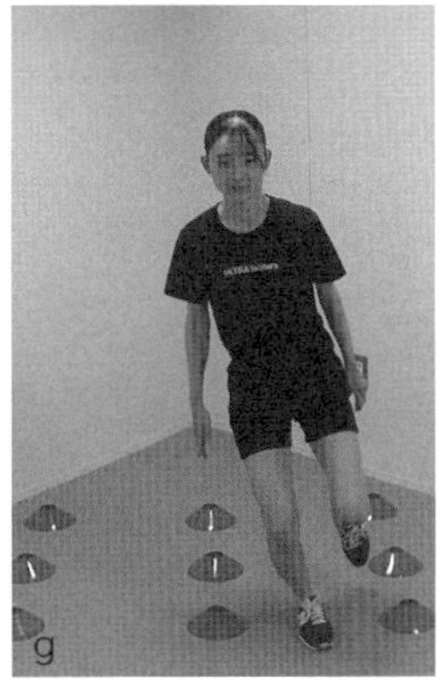

図 2-3-51　PTC（PMTC）に対する多角的なエクササイズプログラム４：片脚ホップ
開始肢位(a)。斜め方向へのホップ動作(離地した下肢とは反対側の下肢で着地)(b)。斜め方向へのホップ動作（離地する下肢と同側の下肢で着地）(d)。２連続および３連続の斜め方向へのホップ動作（離地する下肢と同側の下肢で着地）（d ～ g)。

の安定性が低下し，相対的に膝窩筋による動的安定化作用が重要となるとされている[128]。そのため荷重下でのトレーニングでは，膝関節軽度屈曲位における下腿回旋運動のコントロールを意識して実施することが重要となる。Nylandら[128]は，膝窩筋を含むPTCに対してトレーニング刺激を加えるための段階的なプログラムの実施を提案している（**図2-3-48～図2-3-51**）。

4. トレーニング効果

(1) 腸腰筋，iliocapsularis muscle

腸腰筋に対するトレーニング効果について，腸腰筋あるいは大腰筋のエクササイズ後には片脚立位姿勢における重心移動距離が有意に変化したとの報告[129～131]や，筋力および脊柱アライメント，歩行速度などに改善がみられたとの報告[132]がある。また，久野[133]は，短距離走選手において大腰筋横断面積と走速度との間に強い相関関係が認められたが，サッカー選手やスポーツ活動を実施していない一般大学生においては認められなかったと報告した。また，短距離走選手特有の走り方の体得が大腰筋をより発達させ，高い疾走速度を獲得できると示唆されている[18]。さらに，8週間のトレーニングにより股関節屈曲筋力および40ヤード走のタイム，シャトルランの時間がそれぞれ向上したとの報告もある[134]。前述の通り，腸腰筋は歩行速度を速める役割を担っていることが示唆されているが[18]，歩行速度は将来の健康状態や生存率などに関係するとされている[135, 136]。加齢による下肢筋の萎縮についての研究[137]では，下腿三頭筋，大腿四頭筋，大腰筋のなかで大腰筋が最も萎縮していたとされており，このようなことなどから大腰筋のトレーニングによって筋機能を保つことが健康寿命などにも影響を与える可能性が考えられる。

小腰筋およびiliocapsularis muscleに対するトレーニング効果は，トレーニング方法と同様報告がみられない。しかし，iliocapsularis muscleについては前述の通り，収縮により前方関節包の安定性を高める作用[1]が示唆されているため，トレーニングにより運動時の股関節の不安定性や疼痛の改善などが期待できる可能性がある。

(2) 小殿筋

小殿筋の筋活動を高めることで，大腿骨頭を臼蓋に引きつけ求心位に保つことができ，運動時の股関節や骨盤の安定性を得ることができると考える。その結果，歩行における立脚期で股関節が安定し，中殿筋とともに働くことで遊脚側の骨盤を前方へ回旋させ，遊脚下肢を振り出すためのエネルギー効率を高めることに貢献する[20]と考えられる。さらに，骨盤の安定性が得られることで,トレンデレンブルグ徴候やデュシェンヌ歩行などの異常歩行の改善に繋がる。また，江波戸ら[75]は，鼠径部周辺痛既往者のランニング動作の特徴として，トレンデレンブルグ徴候が認められたと報告しており，小殿筋をトレーニングすることで鼠径部周辺痛の改善や予防にも有益と考えられる。

そのほかにも二次性変形性股関節症患者に対し深層外旋六筋や小殿筋の漸増的筋力トレーニングを行った結果，病期にかかわらず３ヵ月間の疼痛や日常生活動作（activities of daily living : ADL），身体機能の経時変化が改善したと報告されている[138]。

(3) 深層外旋六筋

股関節外旋筋のトレーニングをすることで，大腿骨頭を求心位に保つことが可能となり，股関節の動的安定性が高まる。股関節外旋筋と片脚立位動作の関係性を検討した研究では[25]，股関節外旋筋群は支持側へ荷重する瞬間に股関節の求心性を高め，外転筋群と同様に片脚立位動作の安定化に貢献しており，これらの荷重初期における協調的な筋活動が重要であると報告されている。さらに，外旋筋力の増加が歩行速度の向上に関係しているといった報告もあり[78]，外旋筋の活動を高めることで立脚時の不安定性が改善され，歩行能力の向上に繋がると考えられる。また，筋は十分な伸張と短縮ができなければその機能が改善しにくいという特徴から，股関節外旋筋のストレッチングを行うことが重要であると考える。梨状筋症候群に対しても，ストレッチングやリラクセーションなどの運動療法を行うことで，坐骨神経の除圧[27]や滑走性の向上が期待できる。

(4) 中間広筋，膝関節筋

中間広筋単体のトレーニング効果についての報告はほとんどみられないが，前述の通り，中間広筋はスクワット動作の膝屈曲域でより重要な役割を果たす可能性が示唆されている[119]。また，動的な膝伸展運動を疲労困憊まで行った際の神経筋活動を記録した研究[139]では，中間広筋の神経筋活動は運動開始直後では最も低値を示していたが，運動時間の経過とともに他の筋の疲労を補償するように神経筋活動が増加する様子がみられた。このことから，繰り返し動作やスポーツ活動などによる疲労が誘発される場面では，中間広筋のトレーニングにより動作の安定性や持久性に影響を与える可能性が考えられる。さらに，サッカー選手を対象にした研究[140, 141]では，大腿前面の筋厚における大腿直筋と中間広筋の構成比率において，年齢の増加に伴い中間広筋が大きくなっており，その傾向は非利き脚で顕著であることや，特に思春期後半以降にその傾向が顕著であることなどが明らかになっている。この要因として，キック動作時の支持脚として，体重支持に伴う自重負荷による可能性が示唆されている[140]。これらのことから中間広筋の選択的なトレーニングは，膝関節屈曲域での動作の安定性やパフォーマンスの向上に繋がる可能性がある。

膝関節筋のトレーニングについては，クアドセッティング / パテラセッティングの実施により膝関節筋機能の向上および膝蓋上包の癒着予防や柔軟性の向上に有効であるとの報告がみられる[142, 143]が，その他の効果については明らかになっていない。

(5) 膝窩筋

膝窩筋に対するトレーニング効果については，変形性膝関節症患者に対する筋膜リリースと膝窩筋エクササイズを組み合わせた治療の有効性[144]や，半月板の滑走障害による膝関節屈曲可動域制限に対しては半膜様筋・膝窩筋の収縮を伴った膝屈曲運動が有効[145]などの報告が散見されるが，その他の疾患や症状，スポーツ動作，パフォーマンスに及ぼす効果は十分には明らかになっていない。しかしながら膝窩筋およびPMTC・PLCが果たす役割を考えると，膝窩筋のトレーニングは大腿四頭筋とハムストリングによる矢状面の動的膝関節安定化を補助することになり膝関節損傷の予防に役立つ可能性があるとも考えられている[128]。

まとめ

(1) 腸腰筋，iliocapsularis muscle

腸腰筋の解剖学的特徴や役割，トレーニング方法やその効果などについて一定の報告がみられる。大腰筋はアフリカ系アメリカ人においてコーカソイドと比べ約3倍も大きく，人種差が大きいことが報告されている[146]。日本人については明らかにされていないが,おそらくコーカソイドに近いか，それよりも少し小さいのではないかと予想されている[18]。陸上競技における人種間の競技力の差異などを考慮すると，腸腰筋のより効果的なトレーニング方法の開発や歩行動作・走行動作との関係の解明は，アスリートの競技力の向上だけでなく，股関節疾患患者や高齢者における身体機能や健康状態の改善に繋がると考えられる。一方，iliocapsularis muscleについては十分に明らかにはなっていないため，今後の研究が待たれる。

(2) 小殿筋

小殿筋単独のトレーニング方法やトレーニング効果などの報告はほとんどないが，中殿筋と協働して股関節や骨盤の安定性を保つことに重要な役割を果たすと考えられる。そのため股関節外側の重要なインナーマッスルとして理解し，中殿筋や股関節外旋筋と合わせてトレーニングする必要がある。

(3) 深層外旋六筋

深層外旋六筋は股関節の安定性にかかわる重要な筋であることが多くの研究や報告で明らかにされている。しかし，深層にあるため個々の筋を評価することは難しく，その評価方法やトレーニング方法，効果に関する報告はわずかしかない。本節では深層外旋六筋のなかでも特に梨状筋の役割や関連する疾患について述べた。その他の筋については，今後の研究に期待したい。

(4) 中間広筋，膝関節筋

中間広筋は大腿四頭筋を構成する筋のうちの1つとして膝関節伸展に，膝関節筋は膝蓋上包の制御にそれぞれ重要な役割を果たすことが知られている。しかし，選択的なあるいは効果的なトレーニング方法，その効果などについては明らかになっていない。

（5）膝窩筋

膝窩筋の解剖学的特徴や役割については多数の報告があり，関連する疾患や障害についても徐々に明らかになりつつある。一方，膝窩筋のトレーニングが各動作やパフォーマンスに与える影響などは十分に明らかにされていない。膝窩筋を含むPLCのPLRI制御作用が顕著であるとされる膝軽度屈曲30～50°という肢位は，ランニング動作やターン動作，カッティング動作における停止局面の肢位と近似する[147～149]ため，動作の安全性やパフォーマンス発揮にどのような影響を与えるかについて明らかにしていく必要がある。

以上，下肢のインナーマッスルについて記載してきた。腸腰筋を除く筋に関しては，深部に存在するという解剖学的特徴や他の筋と協働するという機能的特徴から，個別的な役割が十分に明らかにされていないものが多い。しかし中間広筋や膝窩筋など，特定の条件下ではその役割が非常に重要であると示唆されているものもあり，今後は他の筋と協調する際の働きだけでなく，より個別的な働きを解明することや，個別的な機能改善を図るトレーニング方法の開発や効果の判定を行っていく必要がある。

文　献

1）Ward WT, Fleisch ID, Ganz R: Anatomy of the iliocapsularis muscle. Relevance to surgery of the hip. Clin Orthop Relat Res, 374: 278-285, 2000.
2）Mac Dermott KD, Venter RG, Bergsteedt BJ, et al.: Anatomical features of the iliocapsularis muscle a dissection study. Surg Radiol Anat, 44: 599-608, 2022.
3）Babst D, Steppacher SD, Ganz R, et al.: The iliocapsularis muscle an important stabilizer in the dysplastic hip. Clin Orthop Relat Res, 469: 1728-1734, 2011.
4）柳澤昭一：運動器超音波塾【第31回：股関節の観察法6】. 柔整ホットニュース2019. https://www.jusei-news.com/gakujutsu/feature/2019/12/20191201_01.html（2023年9月15日閲覧）.
5）北村清一郎，馬場麻人 監修，工藤慎太郎 編：運動療法その前に！ 運動器の臨床解剖アトラス，医学書院，東京，pp. 180-187, 2021.
6）Park RJ, Tsao H, Cresswell AG, et al.: Differential activity of regions of the psoas major and quadratus lumborum during submaximal isometric trunk efforts. J Orthop Res, 30(2): 311-318, 2012.
7）Park RJ, Tsao H, Claus A, et al.: Changes in regional activity of the psoas major and quadratus lumborum with voluntary trunk and hip tasks and different spinal curvatures in sitting. J Orthop Sports Phys Ther, 43(2): 74-82, 2013.
8）Hirase T: Is the iliopsoas a femoral head stabilizer? A systematic review. Arthrosc Sports Med Rehabil, 2(6): 847-853, 2022.
9）Neumann DA, Garceau LR: A proposed novel function of the psoas minor revealed through cadaver dissection. Clin Anat, 28(2): 243-252, 2015.
10）河上敬介，今井和泉，磯貝　香：三次元的視点からみた筋の位置　腸骨筋，大腰筋，小腰筋の形と位置. 理学療法，23(11): 1447-1452, 2006.
11）長谷川伸，岡田純一，加藤清忠：高齢者にみられる腸腰筋体積の性差. 体力科学，57: 131-140, 2008.
12）Lawrenson P, Grimaldi A, Crossley K, et al.: Iliocapsularis: technical application of fine-wire electromyography, and direction specific action during maximum voluntary isometric contractions. Gait Posture, 54: 300-303, 2017.
13）Lawrenson P, Hodges P, Crossley K, et al.: The effect of altered stride length on iliocapsularis and pericapsular muscles of the anterior hip: an electromyography investigation during asymptomatic gait. Gait Posture, 71: 26-31, 2019.
14）Lawrenson P, Vicenzino BT, Hodges P, et al.: Pericapsular hip muscle activity in people with and without femoroacetabular impingement. A comparison in dynamic tasks. Phys Ther Sport, 45: 135-144, 2020.

15) Knutson LM, Soderberg GL: EMG: Use and Interpretation in Gait. In: Craik RL, Oatis CA, eds., Gait Analysis: Theory and Application. Mosby-year book, St. Louis, pp. 307-325, 1995.
16) Andersson E, Oddsson L, Grundström H, et al.: The role of the psoas and iliacus muscles for stability and movement of the lumbar spine, pelvis and hip. Scand J Med Sci Sports, 5(1): 10-16, 1995.
17) 治郎丸卓三：腸腰筋を含めた股関節屈曲筋群の機能的役割の再考：歩行速度，ステップ長を変化させた歩行中の腸腰筋を含めた股関節屈曲筋群の活動．立命館大学博士論文，pp. 1-107, 2016.
18) 治郎丸卓三：歩行と走行に着目した腸腰筋の役割．理学療法ジャーナル，55(6): 666-671, 2021.
19) 工藤慎太郎 編著：運動機能障害の「なぜ？」がわかる評価戦略，医学書院，東京，pp. 222-232, 2021.
20) Gottschalk F, Kourosh S, Leveau B: The functional anatomy of tensor fasciae latae and gluteus medius and minimus. J Anat, 166: 170-189, 1989.
21) Walters J, Solomons M, Davies J: Gluteus minimus: observations on its insertion. J Anat, 198: 239-242, 2001.
22) Ikezoe T, Mori N, Nakamura M: Atrophy of the lower limbs in elderly women: is it related to walking ability. Eur J Appl Physiol, 111(6): 989-995, 2011.
23) 田尻正博，稗田　寛：CT による変形性股関節症における筋萎縮の定量的解析．整外と災外，32(3): 823-827, 1984.
24) 室伏祐介，川上照彦，伊藤　創：不安定面における小殿筋筋活動の分析．理学療法科学，34(6): 731-734, 2019.
25) 田篭慶一，都留貴志，滝川紗也佳，他：股関節外旋筋力が片脚立位動作に及ぼす影響．Hip joint, 35: 69-71, 2009.
26) 齋藤真紀子，山平　斉，湯朝信博，他：低侵襲人工股関節全置換術後運動機能と外転・外旋筋力の関係．Hip joint，37: 76-78, 2011.
27) アンドリュー PD, 有馬慶美, 日髙正巳 監訳（Neumann DA 著）：筋骨格系のキネシオロジー．医歯薬出版，東京，pp. 547-593, 2005.
28) 小玉裕治，対馬栄輝：関節屈曲・伸展角度の違いによる股関節回旋筋力の変化．理学療法学，41(2): 60-65, 2014.
29) 月城慶一，山本澄子，江原義弘，他 訳（Götz-Neumann K 著）：観察による歩行分析．医学書院，東京，pp. 111-157, 2005.
30) 佐藤香緒里，吉尾雅春，宮本重範，他：健常人における股関節外旋筋群が股関節屈曲に及ぼす影響．理学療法科学，23: 323-328, 2008.
31) Grob K, Gilbey H, Manestar M, et al.: The anatomy of the articularis genus muscle and its relation to the extensor apparatus of the knee. JB JS Open Access, 2(4): e0034, 2017.
32) 安岡武紀：膝関節筋の肉眼解剖学的観察 –膝関節筋の形態と中間広筋および膝蓋上包との関係–．久留米医学会雑誌，74(1/2): 14-22, 2011.
33) 北村清一郎，馬場麻人 監修，工藤慎太郎 編：運動療法その前に！ 運動器の臨床解剖アトラス．医学書院，東京，pp. 209-233, 2021.
34) Gyftopoulos S, Rosenberg ZS, Schweitzer ME, et al.: Normal anatomy and strains of the deep musculotendinous junction of the proximal rectus femoris: MRI features. AJR Am J Roentgenol, 190(3): 182-186, 2008.
35) 青木隆明 監修，林　典雄 著：運動療法のための機能解剖学的触診技術　下肢・体幹，改訂第２版．メジカルビュー社，東京，pp. 180-226, 2012.
36) Blazevich AJ, Gill ND, Zhou S: Intra- and intermuscular variation in human quadriceps femoris architecture assessed *in vivo*. J Anat, 209: 289-310, 2006.
37) Akima H, Ushiyama J, Kubo J, et al.: Effect of unloading on muscle volume with and without resistance training. Acta Astronautica, 60: 728-736, 2007.
38) O'Brien TD, Reeves ND, Baltzopoulos V, et al.: *In vivo* measurements of muscle specific tension in adults and children. Exp Physiol, 95: 202-210, 2010.
39) O'Brien TD, Reeves ND, Baltzopoulos V, et al.: Muscle-tendon structure and dimensions in adults and children. J Anat, 216: 631-642, 2010.
40) Zhang LQ, Wang G, Nuber GW, et al.: *In vivo* load sharing among the quadriceps components. J Orthop Res, 21: 565-571, 2003.
41) Williams PL, Bannister LH, Berry MM, et al.: Gray's anatomy, 38th ed. New York, Churchill Livingstone, New York, 1995.
42) 月城慶一，山本澄子，江原義弘，他 訳（Götz-Neumann K 著）：観察による歩行分析．医学書院，東京，pp. 46-80, 2014.
43) Reinbokt JA, Fox MD, Arnold AS, et al.: Importance of preswing rectus femoris activity in stiff-knee

gait. J Biomech, 41(11): 2362-2369, 2008.
44) Mazzoli D, Giannotti E, Manca M, et al.: Electromyographic activity of the vastus intermedius muscle in patients with stiff-knee gait after stroke. A retrospective observational study. Gait Posture, 60: 273-278, 2018.
45) LaPrade RF, Wozniczka JK, Stellmaker MP, et al.: Analysis of the static function of the popliteus tendon and evaluation of an anatomic reconstruction: the “fifth ligament” of the knee. Am J Sports Med, 38(3): 543-549, 2010.
46) 河上敬介，磯貝　香 編：骨格筋の形と触察法，第２版．大峰閣，2013.
47) 塩田悦二 監訳（Kapandji AI 著）：カパンジー機能解剖学，原著第７版，II. 下肢，医歯薬出版，東京，pp. 66-155, 2010.
48) LaPrade RF, Ly TV, Wentorf FA, et al.: The posterolateral attachments of the knee: a qualitative and quantitative morphologic analysis of the fibular collateral ligament, popliteus tendon, popliteofibular ligament, and lateral gastrocnemius tendon. Am J Sports Med, 31: 854-860, 2003.
49) Stensdotter AK, Dalén T, Holmgren C, et al.: Knee angle and force vector-dependent variations in open and closed kinetic chain for M. popliteus activation. J Orthop Res, 26: 217-224, 2008.
50) Buford WL, Ivery FM, Malone JD, et al.: Muscle balance at the knee−moment arms for the normal knee and the ACL-minus knee. IEEE Trans Rehabil Eng, 5: 367-379, 1997.
51) Basmajian JV, Lovejoy JF: Functions of the popliteus muscle in man. J Bone Joint Surg, 53A: 557-562, 1971.
52) LaPrade RF, Ly TV: The external rotation recurvatum test revisited: reevaluation of the sagittal plane tibiofemoral relationship. Am J Sports Med, 36(4): 709-712, 2008.
53) Maynard MJ, Deng X, Wickiewicz TL, et al.: The popliteofibular ligament −rediscovery of a key element in posterolateral stability−. Am J Sports Med, 24(3): 311-316, 1996.
54) Feipel V, Simonnet ML, Rooze M: The proximal attachments of the popliteus muscle: a quantitative study and clinical significance. Surg Radiol Anat, 25(1): 58-63, 2003.
55) Tria AJ, Johnson CD, Zawadsky JP: The popliteus tendon. J Bone Joint Surg Am, 71(5): 714-716, 1989.
56) LaPrade RF, Morgan PM, Wentorf FA, et al.: The anatomy of the posterior aspect of the knee an anatomic study. J Bone Joint Surg Am, 89(4): 758-764, 2007.
57) 赤羽根良和：機能解剖学的にみた膝関節疾患に対する理学療法．運動と医学の出版社，神奈川，pp. 91-108, 2018.
58) 三浦真弘, 宮本秀幸, 紀　瑞成, 他:膝窩筋を中心としたヒト posterolateral structures の臨床解剖学的検討．第７回臨床解剖研究会記録，4: 10-11, 2004.
59) 井原秀俊，中山彰一，井原和彦 訳（Castaing J, Burdin PH, Delplace J, et al. 著）：図解関節・運動器の機能解剖 下肢編．協同医書出版社，東京，pp. 88-94, 1986.
60) Pasque C, Noyes FR, Gibbons M, et al.: The role of the popliteofibular ligament and the tendon of popliteus in providing stability in the human knee. J Bone Joint Surg Br, 85(2): 292-298, 2003.
61) Prado RF, Ferraz C: Electromyographic study of the popliteus muscle. Electromyogr Clin Neurophysiol, 13: 445-455, 1973.
62) Terry GC, LaPrade RF: The posterolateral aspect of the knee anatomy and surgical approach. Am J Sports Med, 4: 732-739, 1996.
63) Davis MD, Newsam CJ, Perry J: Electromyograph analysis of the popliteus muscle in level and downhill walking. Clin Orthop Relat Res, (310): 211-217, 1995.
64) 大西秀明, 八木　了, 伊藤光二:膝窩筋およびハムストリングス筋群の筋電図解析. 日本基礎理学療法学雑誌, 4(2): 2-13, 2000.
65) Clemente CD: Anatomy: A Regional Atlas of the Human Body, 3rd ed. Urban & Schwarzenberg, Baltimore, 1987.
66) 青木隆明 監修，林　典雄 著：運動療法のための機能解剖学的触診技術　下肢・体幹，改訂第２版．メジカルビュー社，東京，pp. 140-145, 2012.
67) Lewis CL, Sahrmann SA, Moran DW: Anterior hip joint force increases with hip extension, decreased gluteal force, or decreased iliopsoas force. J Biomech, 40(16): 3725-3731, 2007.
68) Weir A, Brukner P, Delahunt E, et al.: Doha agreement meeting on terminology and definitions in groin pain in athletes. Br J Sports Med, 49: 768-774, 2015.
69) Mosler AB, Weir A, Eirale C, et al.: Epidemiology of time loss groin injuries in a men’s professional football league: a 2-year prospective study of 17 clubs and 606 players. Br J Sports Med, 52: 1-7, 2017.

70）日本整形外科学会，日本股関節学会 監修：変形性股関節症ガイドライン 2016，改訂第2版．南江堂，東京，2016.
71）前沢克彦：健常者と変形性股関節症患者の股関節外転・内転筋力 −女性例を対象とした比較検討−．リハビリテーション医学，34: 105-112, 1997.
72）Brown MD, Gomez-Marin O, Brookfield KF, et al.: Differential diagnosis of hip disease versus spine disease. Clin Orthop Relat Res, (419): 280-284, 2004.
73）Zacharias A, Pizzari T, English DJ, et al.: Hip abductor muscle volume in hip osteoarthritis and matchedcontrols. Osteoarthritis Cartilage, 24(10): 1727-1735, 2016.
74）青木隆明 監修，林　典雄 著：運動療法のための機能解剖学的触診技術　下肢・体幹，改訂第2版．メジカルビュー社，東京，pp. 154-159, 2012.
75）江波戸智希，廣重陽介，吉岡利貢，他：股関節・鼠径部痛の既往者におけるランニング動作の特徴．日本アスレティックトレーニング学会誌，7(1): 75-84, 2021.
76）青木隆明 監修，林　典雄 著：運動療法のための機能解剖学的触診技術　下肢・体幹，改訂第2版．メジカルビュー社，東京，pp. 166-171, 2012.
77）日本整形外科学会，日本骨折治療学会 監修：大腿骨頚部/転子部骨折診療ガイドライン 2021，改訂第3版，南江堂，東京，2021.
78）齋藤真紀子，山平　斉，湯朝信博，他：低侵襲人工関節全置換術後の外転・外旋筋力が歩行速度に及ぼす影響．Hip Joint, 38: 111-113, 2012.
79）後藤久貴，髙橋良輔，馬場一彦，他：Conjoined Tendon Preserving Posterior Approach（CPP）法による大腿骨頚部骨折に対する人工骨頭挿入術．整外と災外，67: 247-250, 2018.
80）Kim YS, Kwon SY, Sun DH, et al.: Modified posterior approach to total hip arthroplasty to enhance joint stability. Clin Orthop Relat Res, (466): 294-299, 2008.
81）Beaton LE, Anson BJ: The relation of the sciatic nerve and its subdivisions to the piriformis muscle. Anat Rec, 70(1): 1-5, 1937.
82）Tomaszewski KA, Graves MJ, Henry BM, et al.: Surgical anatomy of the sciatic nerve: a meta-analysis. J Orthop Res, 34(10): 1820-1827, 2016.
83）Pecina M: Contribution to the etiological explanation joint of the piriformis syndrome. Acta Anat, 105: 181, 1979.
84）Fishman LM, Domi GW, Michaelsen C, et al.: Piriformis syndrome: diagnosis, treatment and outcome -a 10 year study. Arch Phys Med Rehabil, 83(3): 295-301, 2002.
85）Delp SL, Hess WE, Hungerford DS, et al.: Variation of rotation moment arms with hip flexion. J Biomech, 32(5): 493-501, 1999.
86）福林　徹，渡邊好博 監訳（ギャレット WE Jr，スピーア KP，カーケンダル DT 編）：スポーツ整形外科学 理論と実践，西村書店，東京，2010.
87）奥脇　透：トップアスリートにおける肉離れの実態．日本臨床スポーツ医学会誌，17: 497-505, 2009.
88）Nori S: Quadriceps tendon rupture. J Family Med Prim Care, 7(1): 257-260, 2018.
89）Cetinkaya E: A rare knee extensor mechanism injury: vastus intermedius tendon rupture. Int J Surg Case Rep, 14: 186-188, 2015.
90）日本スポーツ協会指導者育成専門委員会アスレティックトレーナー部会 監修：公認アスレティックトレーナー専門科目テキスト　運動器の解剖とスポーツ外傷・障害の基礎知識，文光堂，東京，2011.
91）井上博文，神代敏之，乗松崇裕，他：中間広筋皮下断裂により生じた大腿前方筋区画症候群の1例．整外と災外，49(3): 741-743, 2000.
92）鈴木真由佳，千住隆博，伊藤孝浩，他：中間広筋挫傷後に膝関節内血腫を来したTKA術後の1例．整外と災外，71(2): 247-249, 2022.
93）輿田正樹，髙橋成夫，黒河内和俊，他：鏡視下手術を施行した大腿四頭筋血腫の1例．東海スポーツ傷害研究会会誌，30: 23-25, 2012.
94）森谷光夫：大腿四頭筋拘縮症およびその他の筋拘縮症の診断と治療．MB Orthop, 9(13): 63-69, 1996.
95）Zabrzyński J, Huri G, Yataganbaba A, et al.: Current concepts on the morphology of popliteus tendon and its clinical implications. Folia Morphol, 80(3): 505-513, 2020.
96）Quinlan JF, Webb S, McDonald K, et al.: Isolated popliteus rupture at the musculo-tendinous junction. J Knee Surg, 24(2): 137-140, 2011.
97）Crum JA, LaPrade RF, Wentorf FA: The anatomy of the posterolateral aspect of the rabbit knee. J Orthop Res, 21(4): 723-729, 2003.
98）Michael JS, Michael CS: Isolated rupture of the popliteus muscle with painful ossification in a skeletally immature athlete -a case report. Bull NYU Hosp Jt Dis, 67(4): 387-390, 2009.
99）Matthew B, Todd R, Gregory H: Isolated popliteus muscle rupture with neurovascular compression

requiring surgical decompression. Am J Orthop, 39(12): 588-591, 2010.
100) Morrissey CD, Knapik DM: Prevalence, mechanisms, and return to sport after isolated popliteus injuries in athletes: a systematic review. Orthop J Sports Med, 10(2): 23259671211073617, 2022.
101) Takubo A, Ryu K, Iriuchishima T, et al.: The evaluation of the distance between the popliteus tendon and the lateral collateral ligament footprint and the implant in total knee arthroplasty using a 3-dimensional template. BMC Musculoskelet Disord, 21(1): 322, 2020.
102) LaPrade RF, Wentorf FA, Fritts H, et al.: A prospective magnetic resonance imaging study of the incidence of posterolateral and multiple ligament injuries in acute knee injuries presenting with a hemarthrosis. Arthroscopy, 23: 1341-1347, 2007.
103) Sekiya J, Haemmerle M, Stabile K, et al.: Biomechanical analysis of a combined double-bundle posterior cruciate ligament and posterolateral corner reconstruction. Am J Sports Med, 33(3): 360-369, 2005.
104) Bonanzinga T, Zaffagnini S, Grassi A, et al.: Management of combined anterior cruciate ligament-posterolateral corner tears: a systematic review. Am J Sports Med, 42: 1496-1503, 2014.
105) 小栢進也，建内宏重，高島慎吾，他：関節角度の違いによる股関節周囲筋の発揮筋力の変化 –数学的モデルを用いた解析–. 理学療法学 , 38(2): 97-104, 2011.
106) 谷川　聡，大山卞圭悟 監訳（フラン・ボッシュ著）：コンテクスチュアルトレーニング –運動学習・運動制御理論に基づくトレーニングとリハビリテーション–．大修館書店，東京，pp. 266-300, 2020.
107) 仁賀定雄：鼠径部痛症候群の定義は修正される：器質的疾患の発生要因を解明して診断・治療・リハビリ・予防を行う概念に進化する．日本臨床スポーツ医学会誌，25(2): 143-149, 2017.
108) 仁賀定雄：8 章 サッカー選手の外傷・障害　骨盤・股関節（4）鼡径部痛症候群．In: 日本サッカー協会医学委員会 編，コーチとプレーヤーのためのサッカー 医学テキスト，第 2 版．金原出版，東京，pp. 171-177, 2019.
109) 平尾利行，佐久間孝志，妹尾賢和，他：股関節深層筋トレーニングに関する検討 –超音波画像診断装置を用いて–．Hip Joint, 35: 62-65, 2009.
110) 室伏祐介，岡上裕介，中平真矢，他：等張性収縮における小殿筋筋活動と中殿筋筋活動の比較 –ワイヤ電極を用いて–．理学療法学，31: 597-600, 2016.
111) 木下一雄：股関節深層筋群のコンディショニングと下肢運動連鎖 運動連鎖からみた下肢スポーツ障害．臨床スポーツ医学，30(3): 269-277, 2013.
112) 塩田悦二 監訳（Kapandji AI 著）：カパンジー機能解剖学，原著第 7 版，II．下肢，医歯薬出版，東京，pp. 2-65, 2019.
113) 寒川美奈 監修：卒後 5 年までにマスターすべき運動器障害理学療法　下肢・腰部　基礎から実践まで，メジカルビュー社，東京，pp. 40-46, 2022.
114) 内山英一，青木光広 編：解剖からアプローチするからだの機能と運動療法　下肢・骨盤．メジカルビュー社，東京，pp. 78-79, 2014.
115) 平尾利行，竹井　仁，佐久間孝志，他：磁気共鳴画像法（MRI）を用いた閉鎖筋の筋活動分析．理学療法科学，31(2): 297-302, 2016.
116) 松本正知，加藤　明，林　典雄，他：梨状筋症候群に対する運動療法の試み．理学療法学，30(5): 307-313, 2003.
117) McGovern RP, Kivlan BR, Martin RL, et al.: Length change of the short external rotators of the hip in common stretch positions: a cadaveric study. Int J Sports Phys Ther, 12: 1068-1077, 2017.
118) 小林　匠 編：根拠ある治療の選択肢が増える！　運動器障害の多角的アプローチ　典型症例から学ぶ運動療法・徒手療法・物理療法・装具療法の実践．メジカルビュー社，東京，pp. 301-321, 2023.
119) 河合　誠，谷口圭吾，齋藤　輝，他：スクワット動作における中間広筋の活動特性．日本基礎理学療法学雑誌，18(2): 61-69, 2015.
120) 齊藤　明，岡田恭司，高橋裕介，他：膝関節筋が膝蓋上包の動態に及ぼす影響 –忘れられていた筋，膝関節筋の作用について–. 理学療法学 Supplement, 40(Suppl): 2, 2013.
121) 岡西哲夫：大腿四頭筋筋力増強の方法論 –反復訓練方法の重要性–．理学療法ジャーナル，25: 306-311, 1991.
122) 豊田和典，橋本貴幸：大腿四頭筋セッティングおよび膝蓋上嚢の徒手的持ち上げ操作が膝蓋上嚢に与える影響 –超音波画像診断装置を用いた検討–．整形外科リハビリテーション学会誌，14: 72-76, 2012.
123) Soda N, Fujihashi Y, Aoki T: *In vivo* ultrasound imaging of the popliteus muscle: investigation of functional characteristics. J Phys Ther Sci, 28: 979-982, 2016.
124) 谷埜予士次：膝関節不安定性に対する理学療法を考える．関西理学療法，6: 27-30, 2006.
125) 川野哲英：ファンクショナル・エクササイズ：安全で効果的な運動・動作づくりの入門書．ブックハウス・エイチディ，東京，2004.

126) 北村清一郎，馬場麻人 監修，工藤慎太郎 編：運動療法その前に！ 運動器の臨床解剖アトラス，医学書院，東京，pp. 209-233, 2021.
127) 寒川美奈 監修：卒後5年までにマスターすべき　運動器障害理学療法　下肢・腰部　基礎から実践まで，メジカルビュー社，東京，pp. 111-116, 2022.
128) Nyland J, Lachman N, Kocabey Y, et al.: Anatomy, function, and rehabilitation of the popliteus musculotendinous complex. J Orthop Sports Phys Ther, 35(3): 165-179, 2005.
129) 馬場義行，野村二郎，築地弘志，他：腸腰筋エクササイズが重心動揺に与える影響 ～圧バイオフィードバック装置を使用して～．九州理学療法士・作業療法士合同学会誌，2009.
130) 森田　暁，北脇真理，山崎　敦：大腰筋エクササイズが重心動揺に与える影響．J Clin Phys Ther, 4: 26-30, 2001.
131) 森田　暁，北脇真理，山崎　敦：大腰筋エクササイズが対側重心動揺に与える影響．第38回日本理学療法学術大会抄録集，Vol. 30 Suppl. No. 2, 2003.
132) 佐藤佑樹，佐々木誠，大沢真志郎：脊柱後彎高齢者における腸腰筋トレーニングが脊柱後彎ならびに身体機能・能力に及ぼす効果．理学療法ジャーナル，55 (1): 109-114, 2021.
133) 久野譜也：大腰筋の筋横断面積と疾走能力及び歩行能力との関係．バイオメカニズム学会誌，24(3): 148-152, 2000.
134) Deane RS, Chow JW, Tillman MD, et al.: Effects of hip flexor training on sprint, shuttle run, and vertical jump performance. J Strength Cond Res, 19(3): 615-621, 2005.
135) Studenski S, Perera S, Patel K, et al.: Gait speed and survival in older adults. JAMA, 305(1): 50-58, 2011.
136) Sun Q, Townsend MK, Okereke OI, et al.: Physical activity at midlife in relation to successful survival in women at age 70 years or older. Arch Intern Med, 170(2): 194-201, 2010.
137) Ikezoe T, Mori N, Nakamura M, et al.: Age-related muscle atrophy in the lower extremities and daily physical activity in elderly women. Arch Gerontol Geriatr, 53(2): 153-157, 2011.
138) 平尾利行，山田拓実，妹尾賢和，他：臼蓋形成不全による二次性変形性股関節症患者に対し理学療法を施行した際の経過分析．理学療法学，49(4): 289-298, 2022.
139) 秋間　広：大腿部深層筋である中間広筋を含む大腿四頭筋機能の総合的な解明．科学研究費助成事業研究成果報告（2011 ～ 2014年）.（代表：秋間　広，課題番号：23300239）
140) 手島貴範，細田三二，角田直也：サッカー選手における大腿部筋の左右差．国士舘大学体育研究所報（The Annual Reports of Health, Physical Education and Sport Science），31: 95-100, 2012.
141) 手島貴範，沢井史穂，定本朋子，他：思春期の男子サッカー選手における大腿筋群の部位別にみた発育特性．J Exerc Sci, 27: 1-8, 2017.
142) 真辺樹里，橋元彩弥，横山雄輔，他：大腿四頭筋セッティングにおける膝蓋上嚢周囲脂肪体の画像評価 核磁気共鳴画像法（MRI）による矢状断の観察．理学療法学 Supplement, 44(Suppl), No. 2, 2017.
143) 清武茉衣，大隣朝香，下田正規，他：大腿四頭筋セッティングは膝蓋上嚢の柔軟性に影響を与えるか –核磁気共鳴画像法（MRI）による解析にて筋力と可動域の関係生を紐解く–．理学療法学 Supplement, 46 (Suppl), 2019.
144) Bergqvist J: Myofascial release and exercise for the popliteus muscle in people with knee osteoarthritis -effects on quality of life, pain and function. Luleå University of Technology Department of Health, Learning and Technology. Physiotherapy, Master's Level (120 credits), 2022.
145) 嘉陽宗朋：半月板損傷，膝屈曲可動域制限に対する半膜様筋・膝窩筋へのアプローチについて．理学療法学 Supplement, 36(Suppl), No. 2, 2009.
146) Hanson P: Anatomical differences in the psoas muscles in young black and white men. J Anat, 194(2): 303-307, 1999.
147) Lephart SM, Ferris CM, Riemann BL, et al.: Gender differences in strength and lower extremity kinematics during landing. Clin Orthop, (401): 162-169, 2002.
148) Malinzak RA, Colby SM, Kirkendall DT, et al.: A comparison of knee joint motion patterns between men and women in selected athletic tasks. Clin Biomech, 16: 438-445, 2001.
149) Nyland JA, Shapiro R, Cabron DN, et al.: The effect of quadriceps femoris, hamstring, and placebo eccentric fatigue on knee and ankle dynamics during crossover cutting. J Orthop Sports Phys Ther, 25: 171-184, 1997.

（瀬戸　新）

第4節
骨盤底のインナーマッスル

はじめに

骨盤底とは，膀胱，生殖器，直腸などの骨盤内臓器を支持する筋，筋膜，靱帯の総称であり，直立二足歩行を移動形態としたヒトに特有の構造であるとされている。その理由として，四足動物は，骨盤底が重力方向に対して水平に位置しており，腹壁が臓器を支持しているのに対し，ヒトは，骨盤底が重力方向に対して垂直に位置しており，臓器の下降に抗する必要があるためである。骨盤底は，骨盤内臓器を支持するとともに，尿道や肛門の開口・閉鎖を制御する役割を担っている。そのため，骨盤底に障害が生じた場合には，尿失禁や骨盤臓器脱などの骨盤底機能障害が引き起こされる。

骨盤底機能障害に対する治療手段の1つである骨盤底筋トレーニングは，尿失禁の改善を目的とした運動として，アメリカの婦人科医であったケーゲル（Kegel）によって1948年に提唱されたものである[1)]。現在は「骨盤底筋体操」「骨盤底筋エクササイズ」「ケーゲル体操」などとも呼ばれており，導入初期にはウィメンズヘルスの分野を中心に，産後女性や中高年女性を対象として実施されてきた。しかし，近年では男性であっても骨盤底機能障害を呈する場合があることから，性別を問わず骨盤底に対する認識が高まっており，理学療法士を中心にリハビリテーションの分野でも着目されている。また，骨盤底筋トレーニングは社会的なニーズや関心を受け，医療の枠組みを越えて介護予防，行政，民間のフィットネスやセラピーなどで幅広く取り組まれている。その一方で，骨盤底に関する指導者の知識や技術が不十分であることも多く，不適切な方法で実施されているために効果が得られない例や，骨盤底に過度な負荷がかかり，症状を悪化させてしまう例が一定数存在することも事実である。したがって，指導者には骨盤底に関する十分な知識と技術が求められている。

本節では，骨盤底の構造や役割，対象となる疾患・状況について述べたうえで，骨盤底筋トレーニングの方法や効果について，研究などで示されているエビデンスなども踏まえながら解説していく。

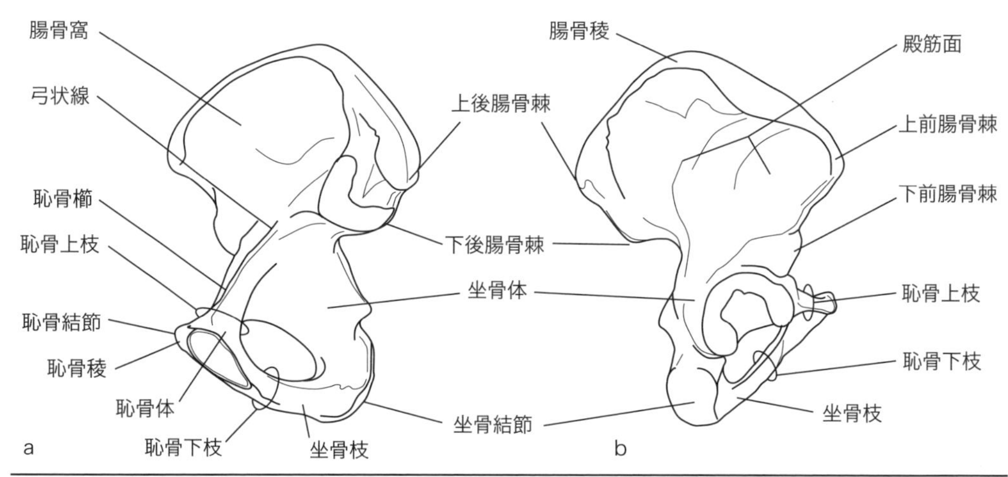

図 2-4-1　寛骨の構造
a：内側面，b：外側面。骨盤の主要な構成要素である寛骨は，腸骨，坐骨，恥骨が癒合したものであり，寛骨が骨盤の前壁と側壁を形成し，仙骨と尾骨が後壁を形成している。

1．構造と役割

(1) 骨盤[2〜4)]

骨盤とは，左右の寛骨，仙骨，尾骨から構成される骨格である。骨盤の主要な構成要素である寛骨は，腸骨，坐骨，恥骨が癒合したものであり（**図 2-4-1**），寛骨が骨盤の前壁と側壁を形成し，仙骨と尾骨が後壁を形成している。左右の寛骨は，軟骨性関節である恥骨結合によって連結し，後方では仙骨と仙腸関節を形成している。また，骨盤には複数の靱帯が存在し，仙腸靱帯（前仙腸靱帯，骨間仙腸靱帯，後仙腸靱帯）と腸腰靱帯は腸骨と下部腰椎，仙骨を連結することで，骨盤を安定させるとともに上半身の体重を脊柱から骨盤へと伝達している。仙結節靱帯と仙棘靱帯は坐骨と仙骨，尾骨を連結することで，仙骨の上方への傾斜を防止するとともに筋，血管，神経などの通路である大坐骨孔と小坐骨孔を形成している（**図 2-4-2**）。

骨盤は上下に大きく開口する形状となっている。恥骨結合，恥骨稜，恥骨櫛，弓状線，仙骨翼，岬角によって形成される上側の開口部は骨盤上口と呼ばれており，恥骨結合，恥骨体の下縁，恥骨下枝，坐骨枝，坐骨結節，仙結節靱帯，尾骨によって形成される下側の開口部は骨盤下口と呼ばれている（**図 2-4-3**）。そして，骨盤は腹腔と骨盤腔の境界となる骨盤上口を基準とし，大骨盤と小骨盤に大別されている。大骨盤は骨盤上口よりも上側の領域であり，腹腔の一部として回腸やS状結腸などの腹部内臓器が位置している。小骨盤は骨盤上口よりも下側，かつ骨盤下口よりも上側の領域であり，小骨盤によって囲まれたボウル（漏斗）形の骨盤腔には，膀胱，生殖器，直腸などの骨盤内臓器が位置している。また，骨盤下口はダイヤモンド形となっており，左右の坐骨結節を結んだ線よりも前方の領域は，尿生殖器の開口部が位置することから尿生殖三角と呼ばれており，左右の坐骨結節を結んだ線よりも後方の領域は，肛門の開口部が位置することから肛門三角と呼ばれている。骨盤底は骨盤下口の底面を形成すること

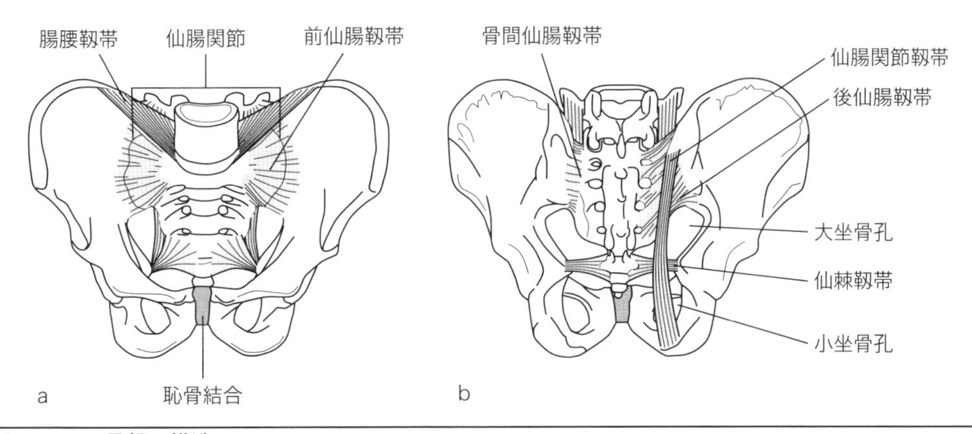

図 2-4-2　骨盤の構造
a；前面，b：後面。骨盤には複数の靱帯が存在し，仙腸靱帯（前仙腸靱帯，骨間仙腸靱帯，後仙腸靱帯）と腸腰靱帯は腸骨と下部腰椎，仙骨を連結することで，骨盤を安定させるとともに上半身の体重を脊柱から骨盤へと伝達している。仙結節靱帯と仙棘靱帯は坐骨と仙骨，尾骨を連結することで，仙骨の上方への傾斜を防止するとともに筋，血管，神経などの通路である大坐骨孔と小坐骨孔を形成している。

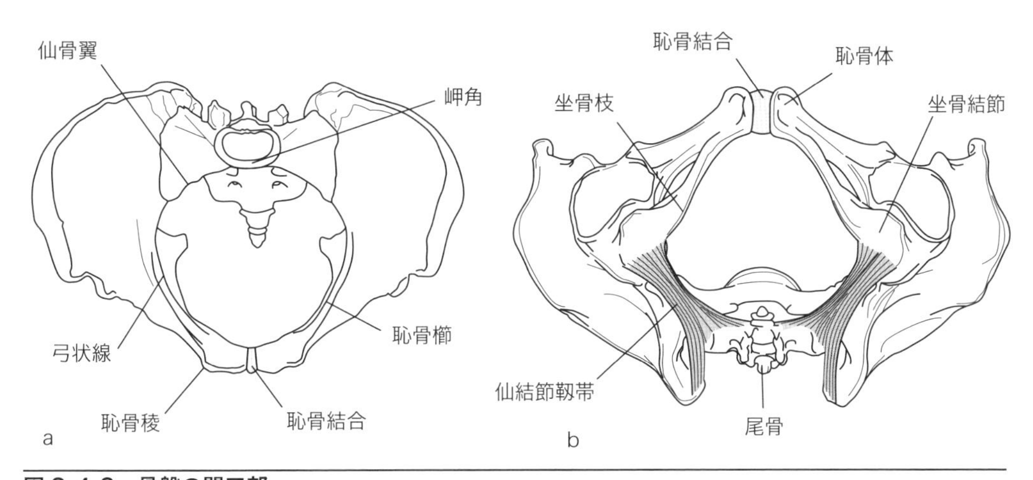

図 2-4-3　骨盤の開口部
骨盤は上下に大きく開口する形状となっている。恥骨結合，恥骨稜，恥骨櫛，弓状線，仙骨翼，岬角によって形成される上側の開口部は骨盤上口と呼ばれており（a），恥骨結合，恥骨体の下縁，恥骨下枝，坐骨枝，坐骨結節，仙結節靱帯，尾骨によって形成される下側の開口部は骨盤下口と呼ばれている（b）。

によって，骨盤底よりも下方の領域である会陰と骨盤腔を隔てている。

骨盤の形状は男性と女性で明らかな違いがある。男性の骨盤は骨盤上口がハート形であり，骨盤下口が狭いのが特徴である。一方で，女性の骨盤は出産時に胎児が通過しやすい構造となっているため，骨盤上口が幅広く卵円形であり，骨盤下口が広いのが特徴である（**表 2-4-1**）。

(2) 骨盤底 [2～4]

骨盤底は骨盤下口の底面を形成しており，筋，筋膜，靱帯などの軟部組織によって構成されている。骨盤底は骨盤下口を閉鎖することで，膀胱，生殖器，直腸などの骨盤内臓器を支持す

表 2-4-1　男性と女性における骨盤の形状		
	男　性	女　性
一般的な構造	厚く重い	薄く軽い
大骨盤	深い	浅い
小骨盤	狭く深い	広く浅い
骨盤上口	ハート形で狭い	卵円形で広い
骨盤下口	狭い	広い
恥骨下角	狭い（90° 以下）	広い（90° 以上）
坐骨結節	内側に突出している（結節間が狭い）	外側に突出している（結節間が広い）

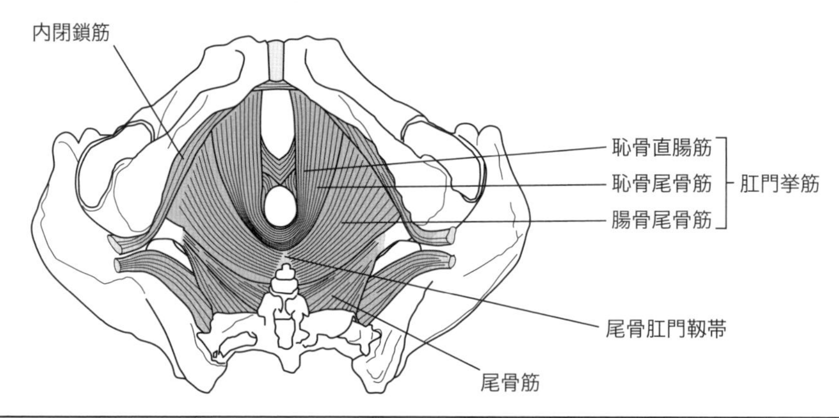

図 2-4-4　骨盤底の解剖：深層の筋
深層には骨盤隔膜の構成要素である肛門挙筋，尾骨筋が存在している（男性と女性で大きな違いはないため，区別せずに記載している）。

るとともに，尿道や肛門の開口・閉鎖を制御する役割を担っている。開口部としての通過性を維持しながらも，重力に抗して骨盤内臓器を支持するという本質的に相反する役割を果たすため，非常に複雑な構造となっている。

骨盤底は複数の層構造となっており，深層から内骨盤筋膜，骨盤隔膜，尿生殖隔膜，骨盤底機能の一部を担う勃起筋や括約筋などによって構成されている。尿生殖三角は尿生殖隔膜と骨盤隔膜によって閉鎖されており，肛門三角は骨盤隔膜によって閉鎖されている。最も深層に位置する内骨盤筋膜は，骨盤内臓器の表面を覆う臓側骨盤筋膜と，骨盤壁の表面を覆う壁側骨盤筋膜によって構成されており，筋膜間には豊富な結合組織が存在している。骨盤隔膜と尿生殖隔膜はいくつかの筋と上下を覆う筋膜によって構成されている。

骨盤底筋群とは，骨盤下口の底面を形成している筋群の総称であり，深層には骨盤隔膜の構成要素である肛門挙筋，尾骨筋が存在し，中間層には尿生殖隔膜の構成要素である深会陰横筋，外尿道括約筋が存在している。そして，表層には坐骨海綿体筋，球海綿体筋，外肛門括約筋，浅会陰横筋が存在している（**図 2-4-4 ～図 2-4-6**）。骨盤底筋群の一部は平滑筋であるとの報告もあるが[5]，横紋筋が大半を占めているとされている。

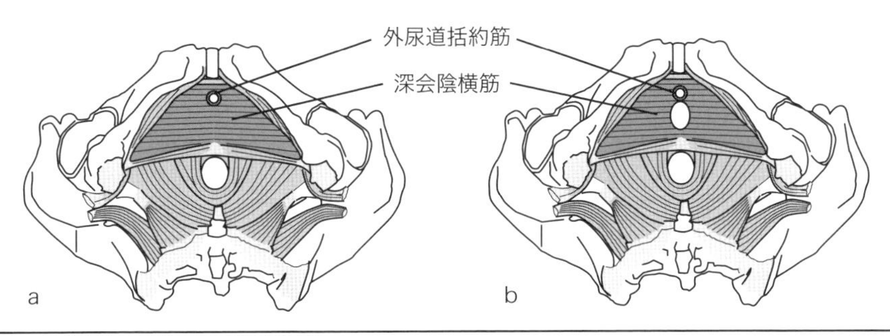

図 2-4-5　骨盤底の解剖：中間層の筋
a:男性，b:女性。中間層には尿生殖隔膜の構成要素である深会陰横筋，外尿道括約筋が存在している。

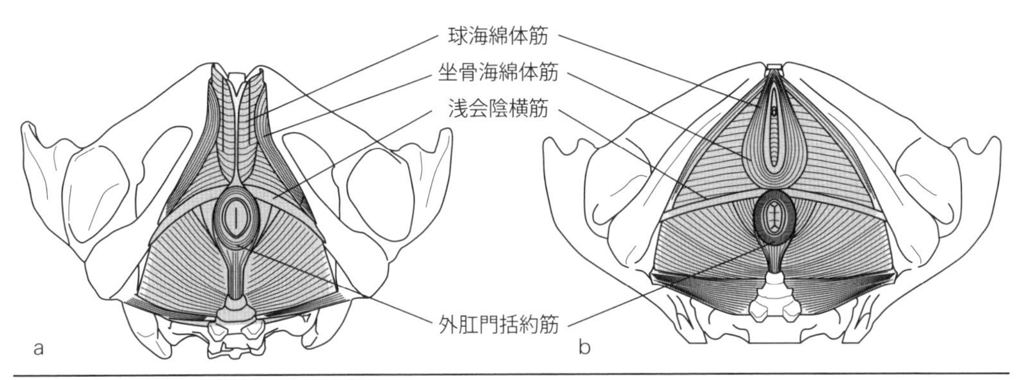

図 2-4-6　骨盤底の解剖：表層の筋
a：男性，b：女性。表層には坐骨海綿体筋，球海綿体筋，外肛門括約筋，浅会陰横筋が存在している。

骨盤隔膜は肛門挙筋，尾骨筋と上下を覆う筋膜（上・下骨盤隔膜筋膜）によって形成されており，ハンモック状に骨盤下口全体を閉鎖している。哺乳類一般において，肛門挙筋と尾骨筋はどちらも寛骨と尾骨に付着し，「尾を動かすこと」が本来の役割であった[6)]。しかし，ヒトは進化によって尾の退縮と直立二足歩行を獲得し，「尾を動かす」必要がなくなったため，結果として骨盤下口を閉鎖するにいたったと考えられている。肛門挙筋は骨盤底を構成する主要な筋であり，恥骨直腸筋，恥骨尾骨筋，腸骨尾骨筋によって構成されている。肛門挙筋は恥骨体の後面から坐骨棘にかけて肛門挙筋腱弓（内閉鎖筋の筋膜が曲線状に肥厚した部分）に付着し，後方では正中部で左右が癒合しながら尿生殖裂孔と肛門裂孔を形成している。尿生殖裂孔には尿道（女性の場合は膣を含む），肛門裂孔には肛門管が通過しており，後方の癒合部分は肛門尾骨靱帯（挙筋板）となって尾骨に付着している。肛門挙筋の持続的な緊張や収縮は，骨盤隔膜のハンモック構造に対する前方への牽引力となり，尿生殖裂孔と肛門裂孔が狭小化することで，骨盤内臓器の支持や排尿・排便の禁制に関与している。また，尾骨筋は肛門挙筋と異なる発生由来であると考えられており[7)]，左右一対で存在する三角形の筋である。尾骨筋は仙棘靱帯の上方に位置し，骨盤隔膜の後方を形成することで肛門挙筋とともに骨盤内臓器の支持に寄与している。

尿生殖隔膜は深会陰横筋，外尿道括約筋と上下を覆う筋膜（上・下尿生殖隔膜筋膜）から形成されており，骨盤隔膜の下方に位置し，尿生殖裂孔を覆うように尿生殖三角を閉鎖している。下尿生殖隔膜筋膜は比較的厚く強靱であることから会陰膜とも呼ばれており，深会陰横筋とともに前方の骨盤内臓器の支持に関与している。また，外尿道括約筋は尿道の周囲を輪状に走行し，尿道の閉鎖による尿禁制に貢献している。

尿生殖隔膜の下方には坐骨海綿体筋，球海綿体筋，浅会陰横筋，外肛門括約筋が存在している。球海綿体筋と坐骨海綿体筋は男性と女性で走行が大きく異なっており，陰茎や陰核の勃起に関与しているほか，男性では排尿や射精に関与し，女性では膣口の収縮に寄与している。外肛門括約筋は肛門の周囲を輪状に走行し，肛門の閉鎖による便禁制に関与している。また，会陰膜の後下縁の正中部には会陰体（会陰腱中心）と呼ばれる線維性の結合組織が存在し，浅会陰横筋は深会陰横筋とともに骨盤内臓器を支持するだけでなく，会陰体の固定に貢献している。会陰体には深会陰横筋や浅会陰横筋だけでなく，肛門挙筋，球海綿体筋，外肛門括約筋などの一部が共通して収束して相互に連結している。

2. 対象となる疾患・状況

（1）尿失禁

尿失禁とは，自身の意思に反して不随意に尿が漏れる状態である。尿失禁の病態は様々であり，咳嗽やくしゃみ，労作，運動などの腹圧上昇時に尿が漏れる腹圧性尿失禁，急激に生じる我慢できないほどの尿意とともに尿が漏れる切迫性尿失禁，これらの両方が混在して尿が漏れる混合性尿失禁などに分類されている。腹圧性尿失禁は骨盤底筋群の機能不全による排尿路の閉鎖機能障害によって生じ，切迫性尿失禁は膀胱の知覚亢進，排尿筋の過活動，膀胱のコンプライアンス低下などの膀胱の蓄尿機能障害によって生じるとされている（**表 2-4-2**）。

尿失禁は生命に影響を及ぼさないことから軽視される場合が多く，医療機関への受診率は低いのが現状である[8]。しかし，生理現象である排尿の障害は，心理的な苦痛や不快感に悩まされるだけでなく，生活の質（quality of life：QOL）に大きな悪影響を及ぼすことが報告されており[9]，身体機能の低下や社会生活における活動量の減少に繋がる可能性があるとされている。実際に，羞恥心や嫌悪感などから友人や家族にも相談できず，尿漏れへの不安から外出を控えてしまう例や，運動や趣味・余暇活動が楽しめない，またはやめてしまう例も多く見受けられる。近年では，フレイルやサルコペニアとの関連も報告されている[10, 11]ほか，尿失禁を有する高齢者の施設入居率は，尿失禁を有さない高齢者と比較して2倍以上であることが報告されており[12]，尿失禁に対する取り組みは介護予防の観点からも重要であると考えられている。また，女性アスリートにおいてもスポーツ活動中に尿失禁を経験する場合があり，尿失禁は若年者から高齢者まで幅広い世代における深刻な健康問題であるといえる。

表 2-4-2　尿失禁の分類

分　類	病　態	原　因
腹圧性尿失禁	咳嗽やくしゃみ，労作，運動などの腹圧上昇時に尿が漏れる	排尿路の閉鎖機能障害（骨盤底筋群の機能不全など）
切迫性尿失禁	急檄に生じる我慢できないほどの尿意とともに尿が漏れる	膀胱の蓄尿機能障害（膀胱知覚亢進，排尿筋過活動，膀胱のコンプライアンス低下など）
混合性尿失禁	上記の両方が混在して尿が漏れる	上記の両方

1）女性における尿失禁

女性は男性と比較して骨盤下口が広く，骨盤底に尿道，膣，肛門といった３つの開口部が存在する，尿道が短いといった構造的弱点に加え，妊娠・出産という特有のライフイベントがあることから，骨盤底筋群をはじめとした支持組織の損傷や脆弱化によって，尿失禁を発症する可能性が高いとされている。わが国における 40 歳以上を対象とした大規模疫学調査によると，男性における尿失禁の罹患率は 17.6％に対し，女性における尿失禁の罹患率は 43.9％（腹圧性尿失禁 22.4％，切迫性尿失禁 7.0％，混合性尿失禁 13.7％）であったと報告されている [13]。また，妊婦において 54.5％，産後にも 34.6％の割合で尿失禁に罹患することが報告されている [14, 15] ことから，非常に多くの女性が直面する問題であるといえる。

女性における尿失禁のリスク因子としては，加齢，肥満，喫煙などが報告されているが，妊娠・出産が主な原因であると考えられている [16, 17]。妊娠に伴う子宮の拡大は，非妊娠時と比較して約 20 ～ 25 倍の重量となり，分娩時における胎児の移動によって，骨盤底筋群は静止長と比較して約２～３倍まで伸張されることが報告されている [18]。実際に，初産婦の約 20％に骨盤底筋群の損傷を認めたとの報告もあり [19]，妊娠・出産における骨盤底筋群をはじめとした支持組織の損傷や，陰部神経の持続的圧迫による骨盤底筋群の脆弱化は不可避であるとされている。また，出産における尿失禁のリスク因子としては，分娩回数や分娩時間の遷延などが報告されている [20, 21]。女性アスリートにおける尿失禁の罹患率は，競技種目によって約 28 ～ 80％と幅広く報告されているが，着地時に強い衝撃が加わる競技種目において好発するとされている [22]。

2）男性における尿失禁

男性における尿失禁の主な原因は，前立腺癌に対する前立腺全摘出術（前立腺と精嚢を摘出し，離断した膀胱頚部と尿道を吻合する手術）であるとされている（**図 2-4-7**）。前立腺全摘出術は泌尿器科の外科的治療として難易度の高い手術であったが，近年ではロボット支援による腹腔鏡下前立腺全摘出術が主流となっており，従来の術式などと比較して侵襲が少なく，在院日数の短縮が可能である。しかし，ロボット支援による腹腔鏡下前立腺全摘出術であっても，前立腺の切除に伴う尿道括約筋の損傷，膀胱頚部の開大，尿道長の短縮，血流・神経障害による骨盤底筋群や膀胱の機能不全などによって尿失禁を経験する場合が多い。前立腺全摘出術後における尿失禁の多くは腹圧性尿失禁であるが，切迫性尿失禁や混合性尿失禁を発症する場合

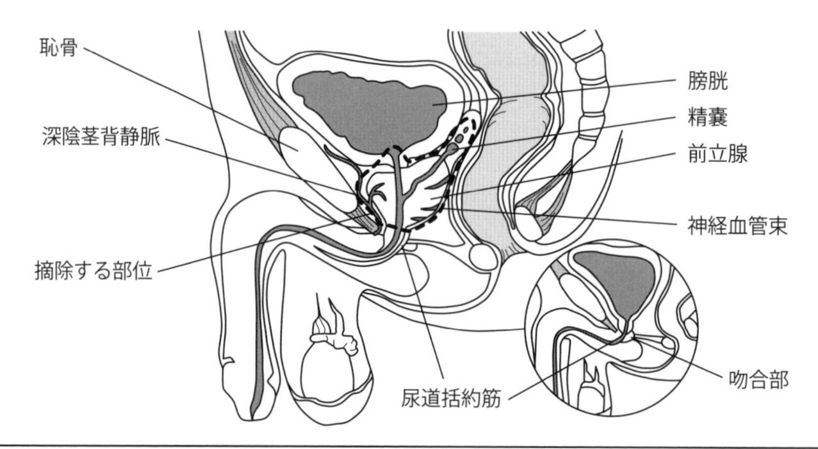

図 2-4-7　前立腺全摘出術（文献 23 より引用）
前立腺癌に対する前立腺全摘出術では，前立腺の切除に伴う尿道括約筋の損傷，膀胱頸部の開大，尿道長の短縮，血流・神経障害による骨盤底筋群や膀胱の機能不全などによって尿失禁を経験する場合が多い。

も少なくない。

前立腺全摘出術後における尿失禁の発症率は，男性における尿失禁の定義が統一されておらず，判定時期や判定方法などに標準化されたものがないということもあり，0.8 ～ 87%と幅広く報告されている[24)]。前立腺全摘出術後に尿失禁を発症した患者における尿禁制の獲得率は，術後 1 ヵ月時点で約 50%，術後 6 ヵ月時点で約 80%であり，時間の経過とともに改善する傾向にあるが，約 2 ～ 3%の患者は術後 1 年以降も尿失禁が継続すると報告されている[25)]。前立腺癌の好発年齢は 60 ～ 70 代であり，アクティブシニア（仕事や趣味などに意欲的で，健康意識が高い傾向にある活発な高齢者）と呼ばれる年代で多く発症している。前立腺癌は術前の自覚症状が乏しいため，前立腺全摘出術後における尿失禁の発症は，患者にとって思いがけない苦痛であり，QOL に大きな悪影響を及ぼすことから尿禁制の早期獲得が重要となる。また，国立がん研究センターによる集計では，2010 年における前立腺癌の罹患数が約 65,000 人であった[26)]のに対し，2019 年では約 95,000 人と急速に増加しており[27)]，今後も尿失禁を有する男性が増加していくことが予想される。

前立腺全摘出術後における尿失禁のリスク因子は多岐にわたっており，加齢，肥満，糖尿病をはじめとした併存疾患，放射線療法の既往などが報告されている[28, 29)]。また，術者の技術や経験なども前立腺全摘出術後における尿失禁の発症に関与しているとされている[30)]。

(2) 骨盤臓器脱

骨盤臓器脱とは，膣壁の下垂とともに骨盤内臓器が本来の位置から脱出する女性特有の疾患の総称であり，前膣壁の下垂とともに膀胱が脱出する膀胱瘤，後膣壁の下垂とともに直腸が脱出する直腸瘤，膣円蓋（膣の上端部）の下垂とともに子宮が脱出する子宮脱，子宮摘出後に膣の断端が脱出する膣断端脱などに分類されている[31)]（**図 2-4-8**）。骨盤臓器脱全体に占めるそれぞれの割合は，膀胱瘤 82.3%，直腸瘤 45.6%，子宮脱 37.0%と報告されており[32)]，複数の

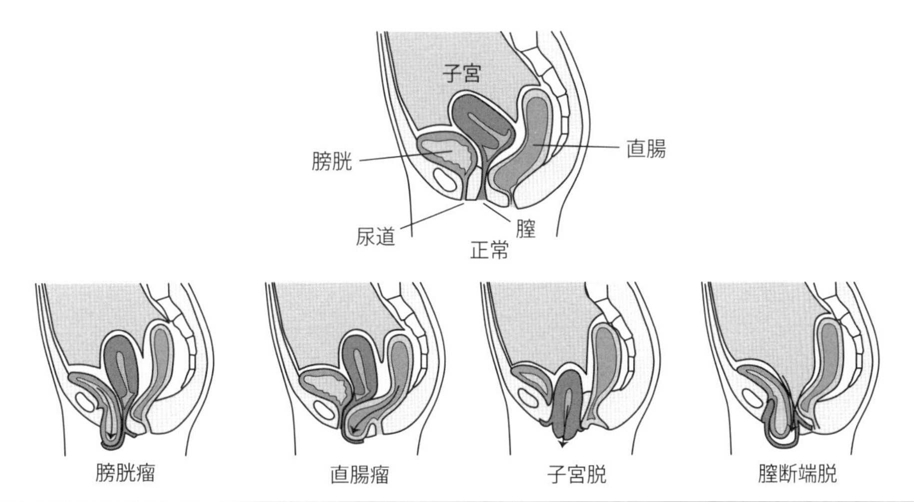

図 2-4-8　骨盤臓器脱の分類（文献 31 より引用）

骨盤臓器脱とは，膣壁の下垂とともに骨盤内臓器が本来の位置から脱出する疾患の総称であり，前膣壁の下垂とともに膀胱が脱出する膀胱瘤，後膣壁の下垂とともに直腸が脱出する直腸瘤，膣円蓋（膣の上端部）の下垂とともに子宮が脱出する子宮脱，子宮摘出後に膣の断端が脱出する膣断端脱などに分類されている。

表 2-4-3　POP-Q system によるステージ分類

ステージ	膣壁の下垂最先端部の位置
I	処女膜輪より 1 cm 以上上方にある
II	処女膜輪より 1 cm 上方と 1 cm 下方の間にある
III	処女膜輪より 1 cm 以上下方にある
IV	完全脱出（処女膜輪より「膣全長 − 2 cm」以上下方にある）

骨盤内臓器が脱出している場合も少なくない。骨盤臓器脱の重症度は，1996 年に国際禁制学会が提唱した POP–Q system によるステージ分類（**表 2-4-3**）を用いて評価されている[33]。

骨盤臓器脱は骨盤内臓器の支持不良による骨盤底のヘルニアであると考えられており，その発症機序としては，骨盤底の役割を水上に浮かぶボートに例えた「boat in dry dock」によって説明される場合が多い[34]（**図 2-4-9**）。膀胱，子宮，直腸などの骨盤内臓器（ボート）自体には固定性がなく，骨盤底筋群をはじめとした支持組織（水）によって底面が支持された状態で，筋膜や靭帯（ロープ）が相互に連結することで解剖学的な位置を維持している。そのため，骨盤臓器脱は骨盤内臓器の異常ではなく，骨盤底筋群をはじめとした支持組織の損傷や脆弱化によって，骨盤内臓器を連結している筋膜や靭帯が伸張されることで発症すると考えられている。

骨盤臓器脱の主な原因としては，妊娠・出産による骨盤底筋群をはじめとした支持組織の損傷や，陰部神経の持続的圧迫による骨盤底筋群の脆弱化であり，出産歴は骨盤臓器脱のリスク因子であるだけでなく，分娩回数と骨盤臓器脱の有病率には関連があるとされている[35]。また，骨盤臓器脱は複数の要因が関与する多因子疾患であると考えられており，加齢，閉経による女

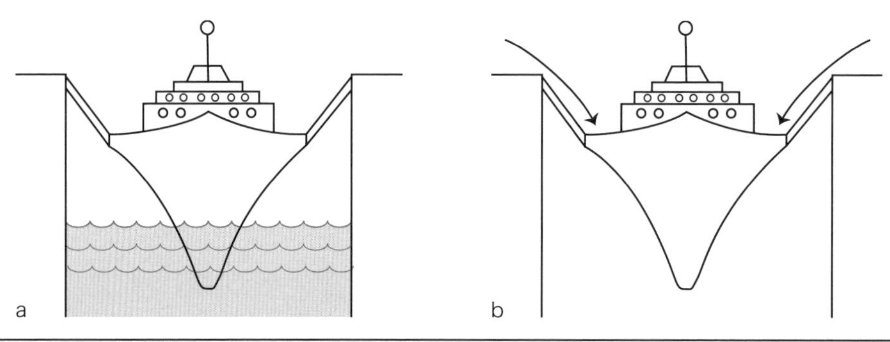

図 2-4-9 boat in dry dock（文献 34 より引用）
a：正常。膀胱，子宮，直腸などの骨盤内臓器（ボート）自体には固定性がなく，骨盤底筋群をはじめとした支持組織（水）によって底面が支持された状態で，筋膜や靭帯（ロープ）が相互に連結することで解剖学的な位置を維持している。b：異常。骨盤底筋群をはじめとした支持組織（水）の損傷や脆弱化によって，骨盤内臓器 (ボート) を連結している筋膜や靭帯（ロープ）が伸張されることで骨盤臓器脱が発症すると考えられている。

性ホルモンの減少などの非代償性要因や, 肥満, 過重労働, 便秘や呼吸器疾患 (慢性的な咳嗽), 姿勢不良などの過剰な腹圧上昇に起因する助長要因，さらに，子宮摘出術をはじめとした骨盤内手術の既往，一塩基多型（遺伝情報を含む DNA における塩基配列の一塩基が変異した状態)，家族歴などの遺伝的要因も発症に関与すると考えられている [36～38]。わが国における最新の大規模調査では，検診を受けた女性 1,032 名（21 ～ 84 歳）の約 17% が POP–Q system によるステージ II 以上の骨盤臓器脱であるとともに，高齢であるほど有病率が高いことが報告されており [39]，超高齢社会を迎えているわが国において，今後さらなる罹患率の増加が予想される。

骨盤臓器脱の初期症状としては，陰部付近における骨盤内臓器の下垂感や腫瘤感などが一般的であり，長時間の立位作業時や排便などの腹圧上昇時に症状がみられ，骨盤底筋群が疲労しやすい夕方以降に悪化する傾向がある。また，骨盤臓器脱では骨盤内臓器が本来の位置から脱出し，膣壁が下垂することで尿路の構造を変化させ，下部尿路機能障害を合併する場合がある。軽度の脱出（POP–Q system によるステージ I ～ II）では，骨盤底筋群をはじめとした支持組織の損傷や脆弱化による腹圧性尿失禁を合併する場合が多く，中等度以上の脱出（POP–Q system によるステージ III ～ IV）では，下垂した膣壁による物理的な尿道圧迫などによって，排尿困難や残尿などの排尿機能障害や，尿道の閉塞による二次的な切迫性尿失禁を合併する場合が多いとされている [40]。骨盤臓器脱を有する女性の有病率として，腹圧性尿失禁が 53.9%，切迫性尿失禁が 30.5%，混合性尿失禁が 24.2%，排尿困難が 18.7%，残尿が 28.7% であったと報告されており [41]，その他にも，排便障害や性機能障害などを合併する場合がある。骨盤臓器脱は尿失禁と同様に生命に影響を及ぼす疾患ではないが，心理的な苦痛や不快感に悩まされるだけでなく，QOL に大きな悪影響を及ぼすことが報告されており [42]，身体機能の低下や社会生活における活動量の減少に繋がる可能性があるとされている。

3. トレーニング方法 ー骨盤底筋トレーニングー

骨盤底筋トレーニングとは，骨盤底筋群の機能向上を目的とした運動である。尿失禁や骨盤臓器脱などの骨盤底機能障害に対する治療において，靭帯や筋膜の伸張にはトレーニングによる改善が見込めないものの，骨盤底筋群の機能低下にはトレーニングによる改善の可能性があると考えられる。骨盤底筋トレーニングは時間や場所の制約を受けず，安全で有害事象がほとんどないことから，骨盤底機能障害に対する治療の第一選択として推奨されている。

骨盤底筋トレーニングは，骨盤底筋群の筋力や筋持久力などの機能の向上だけでなく，適切な収縮タイミングの習得や周囲筋との共同収縮の習得を目的として実施されている。骨盤底筋群は骨盤内臓器の支持，尿道や肛門の開口・閉鎖に作用するインナーマッスルであり，タイプII線維（速筋線維）が約20％，タイプI線維（遅筋線維）が約80％を占めているとされている[43]。骨盤底筋トレーニングではこれらの両方を強化していく必要があり，骨盤底筋群の組成を考慮したうえで，タイプII線維に対しては瞬発的な収縮，タイプI線維に対しては持続的な収縮によるトレーニングを実施すべきである。また，骨盤底筋トレーニングでは一般的な骨格筋のトレーニングと同様に，少なくとも数ヵ月継続して実施する必要があると考えられている。

（1）適切な骨盤底筋群の収縮感覚の習得

骨盤底筋トレーニングを実施していくにあたって基盤となる最も重要な点は，適切な骨盤底筋群の収縮感覚の習得である。骨盤底筋群のほとんどは随意収縮が可能な横紋筋であるとされているが，視覚的な収縮の確認は困難であり，日常生活で骨盤底に意識を向けることもないため，意識的な収縮が困難である場合も少なくない。実際に，尿失禁や骨盤臓器脱などの骨盤底機能障害の有無にかかわらず，適切な骨盤底筋群の収縮が困難である女性が一定数存在することが報告されている[44, 45]。男性は日常的に骨盤底筋群を収縮させることによって排尿後の滴下を防止していることから，比較的容易に骨盤底筋群の収縮が可能であるが，前立腺全摘出術による術創部周囲の疼痛や収縮感覚の低下などによって，術後に適切な骨盤底筋群の収縮が困難となる場合も多い。そのため，適切な骨盤底筋群の収縮感覚を習得させるうえで，骨盤底に関する教育指導を実施することが非常に重要であり，事前に骨盤底の構造や機能，骨盤底機能障害のメカニズムを模型やパンフレットなどを用いて説明し，対象者自身に理解を深めてもらう必要がある。そのうえで，実際の身体における骨盤底筋群の位置を把握してもらうため，恥骨や坐骨，尾骨などのランドマークを対象者自身で触知させるとともに座位の状態でロール状に丸めたタオルを骨盤底の部分に置くなどして（**図2-4-10**），骨盤底筋群への感覚入力を促通していくことが重要である。

適切な骨盤底筋群の収縮感覚を習得させる際には，対象者が収縮感覚を容易にイメージできるように，「尿を我慢するように」「便やおならを我慢するように」，女性の場合には「膣を身体の中に引き上げるように」，男性の場合には「ペニスを根元から持ち上げるように」「陰嚢を身体の中に引き上げるように」「陰茎を短くするように」など，目的とした部位を意識させる

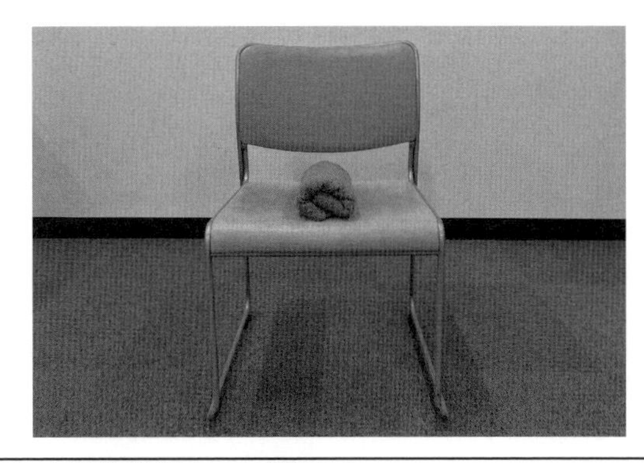

図 2-4-10　タオルを用いた骨盤底筋群への感覚入力
座位の状態でロール状に丸めたタオルを骨盤底の部分に置くことで，骨盤底筋群への感覚入力を促通していく。

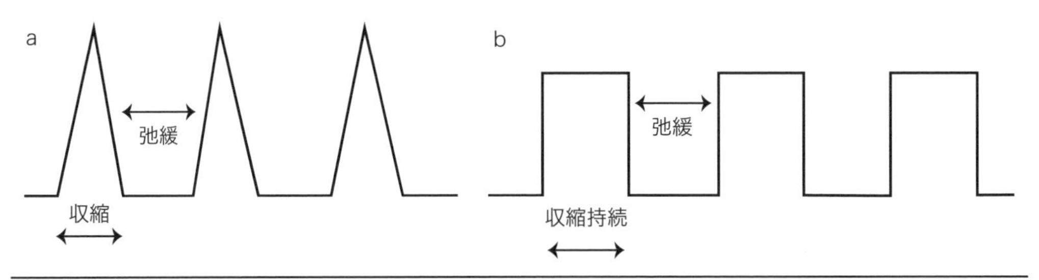

図 2-4-11　骨盤底筋トレーニングの種類
骨盤底筋のトレーニングは短い収縮・弛緩サイクルを反復して実施するタイプⅡ線維（速筋線維）の強化（a）と，長い収縮・弛緩サイクルを反復して実施するタイプⅠ線維（遅筋線維）の強化（b）が必要である。

ような具体的な表現を用いて指導していく。男性と女性では骨盤底の構造が異なるだけでなく，個人によっても骨盤底筋群の収縮感覚をイメージしやすい表現は異なるため，指導者が適切な収縮の可否に対するフィードバックを与えながら，対象者自身が試行錯誤を繰り返して適切な収縮感覚を習得していくことが，骨盤底筋トレーニングを実施していくうえでの第一歩となる。また，初期の段階ではわずかな収縮であっても自覚できるように，集中しやすい環境設定を心掛けることが重要である。

(2) 骨盤底筋群の強化

骨盤底筋群の適切な収縮感覚を習得した後に，選択的な骨盤底筋群の収縮によって機能向上を図っていく。骨盤底筋群の機能向上には，「過負荷の原則」でも周知されているように，ある一定以上の負荷を加えていく必要がある。運動の至適刺激は，負荷の強度，持続時間や回数，頻度などによって規定され，骨盤底筋トレーニングの効果を高めるためにも，これらの要素について検討していく必要がある。また，骨盤底筋トレーニングを実施する際には，他の身体部位をリラックスさせ，骨盤底のみに集中することで効率よくトレーニングの効果を得ることが可能となる。以下に一般的な手順を紹介する（**図 2-4-11**）。

表 2-4-4　PERFECT scheme（文献 46 より引用）

項目	内容
最大筋力 (power)	対象者に骨盤底筋群を最大収縮させるよう指示し，modified Oxford grading scale（表 2-4-5）を用いて最大筋力を評価する。
筋持久力 (endurance)	対象者にできるだけ長く骨盤底筋群を最大収縮させるよう指示し，収縮力が 50% 以上低下するまでの時間を測定することによって筋持久力を評価する。持続時間は最大 10 秒とする。
反復 (repetition)	対象者に最大の持続時間（筋持久力の項目で測定した秒数）で骨盤底筋群を最大収縮させ，4 秒間の弛緩を挟んで反復して実施するよう指示する。最大の持続時間を維持できなくなるまで実施させることによって反復回数を測定する。反復回数は最大 10 回とする。
瞬発力 (fast twitch)	対象者になるべく速く収縮と弛緩を反復して実施するよう指示し，10 秒間における収縮回数を測定することによって瞬発力を評価する。弛緩が不十分とならないよう留意する。
挙上 (elevation)	対象者に骨盤底筋群を収縮させるよう指示し，後腟壁の上前方への移動が認められるか否かを評価する。
共同収縮 (co-contraction)	対象者に骨盤底筋群を収縮させるよう指示し，腹横筋の共同収縮が認められるか否かを評価する。
タイミング (timing)	対象者に咳嗽をするよう指示し，骨盤底筋群の不随意収縮が認められるか否かを評価する。

①骨盤底を意識しながら，身体をリラックスさせる。

②2～3 秒間の短い収縮と 4～5 秒間の弛緩を 5～10 回反復して実施することで，タイプ II 線維（速筋線維）を強化する。

③8～12 秒間の長い収縮と 10 秒間の弛緩を 5～10 回反復して実施することで，タイプ I 線維（遅筋線維）を強化する。

④②と③を併用し，1 日 2～3 セット実施する。

上記の内容はあくまで一般的な手順であり，トレーニングの効果を高めるためには，対象者の骨盤底筋群の機能を評価したうえで，個人における最適なプログラムを提供していくことが重要である。また，骨盤底筋トレーニングを実施していくにあたり，骨盤底筋群の機能や骨盤底機能障害の症状の変化に応じて，適宜プログラムを修正していく必要がある。

標準的な骨盤底筋群の機能評価としては，PERFECT scheme が広く用いられている[46]（**表 2-4-4**）。PERFECT scheme は，最大筋力（power），筋持久力（endurance），最大収縮持続時間における最大収縮の反復回数（repetition），10 秒間における瞬発的収縮の反復回数（fast twitch），挙上の有無（elevation），腹横筋との共同収縮（co-contraction），タイミング（timing）を評価する指標であり，骨盤底筋トレーニングのプログラムを作成していくうえで有用な情報となる。最大筋力の測定は modified Oxford grading scale を用いて 6 段階で評価されている[47]（**表 2-4-5**）。PERFECT scheme は経腟触診を基本としているため，指導者の職種によってはこの評価尺度を用いることが困難であるが，内診の実施が許可されていない場合には，会陰腱中心の挙上や尾骨の屈曲運動などの際の体表からの触診が有用となる。背臥位の状態で骨盤底筋群を収縮させた際に，会陰体の挙上や尾骨の屈曲運動が確認された場合には，modified Oxford

表2-4-5　modified Oxford grading scale（文献47より引用）

グレード	筋力評価
0	収縮が検出されない
1	かすかな収縮
2	弱い（セラピストの指を部分的に取り囲むように骨盤底筋群を収縮させることが可能）
3	中程度（セラピストの指を十分に取り囲むように骨盤底筋群を収縮させることが可能）
4	良い（セラピストの指を十分に取り囲み，部分的に指をさらに膣腔内へ牽引するようにして骨盤底筋群を収縮させることが可能）
5	強い（セラピストの指を十分に取り囲み，十分に指を膣腔内へ牽引するようにして骨盤底筋群を収縮させることが可能）

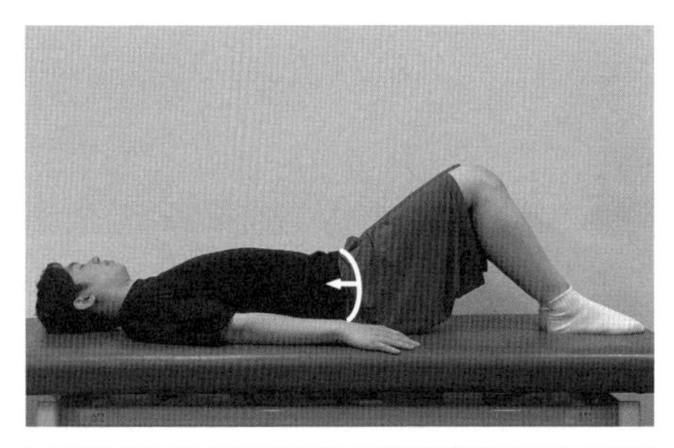

図2-4-12　背臥位での骨盤底筋トレーニング
背臥位で膝を立てた状態から骨盤底筋群を収縮させる。

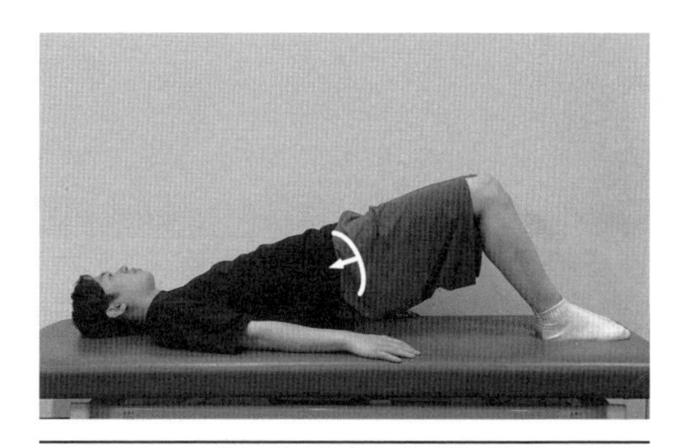

図2-4-13　背臥位（ブリッジ姿勢）での骨盤底筋トレーニング
背臥位で殿部を挙上させた状態から骨盤底筋群を収縮させる。

grading scaleにおいてグレード3相当であると推測することが可能である。

骨盤底筋群の機能低下が生じている場合には収縮がわずかであったり，収縮の保持が困難であったりすることから，対象者の骨盤底筋群の機能に応じて姿勢を変化させていくことも重要である。姿勢の変化による骨盤底筋トレーニングの効果の差は認められないものの[48]，座位や立位などの抗重力位では骨盤内臓器を支持する必要があり，より強い骨盤底筋群の収縮が必要となるため，初期の段階では除重力位である背臥位や，重力の補助がある背臥位でのブリッジ姿勢，頭部を低くした四つ這い位などから開始していく。そして，対象者の骨盤底筋群の機能に応じて座位，立位といったように段階的に骨盤底筋群へと負荷がかかる抗重力位でのトレーニングを実施していく（**図2-4-12～図2-4-16**）。尿失禁や骨盤臓器脱などの骨盤底機能障害では，抗重力位で腹圧が上昇した際に症状が出現するため，最終的には座位や立位の状態で骨盤底筋トレーニングを実施していく必要がある。

各姿勢で骨盤底筋群の選択的な収縮を習得した後に，四肢の運動に連動した骨盤底筋群の共同収縮を実施していく。具体的な例としては，骨盤底筋群を収縮させた状態で，背臥位での下肢伸展挙上運動（straight leg raising：SLR）やブリッジ運動，座位での足関節背屈運動，膝関節伸展運動，股関節屈曲運動，バランスボール上座位での姿勢保持，立位でのスクワットや

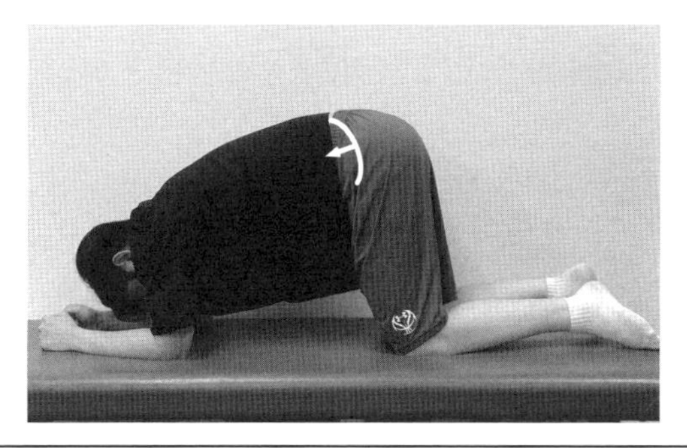

図 2-4-14　頭部を低くした四つ這い位での骨盤底筋トレーニング
四つ這い位で頭部を低くした状態から骨盤底筋群を収縮させる。

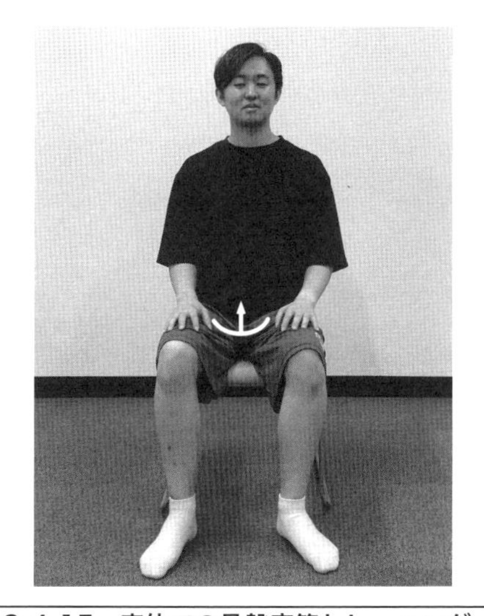

図 2-4-15　座位での骨盤底筋トレーニング
座位で骨盤底筋群を収縮させる。

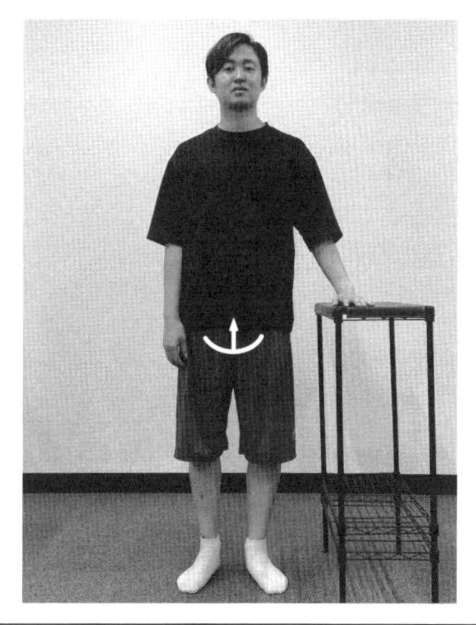

図 2-4-16　立位での骨盤底筋トレーニング
立位で骨盤底筋群を収縮させる。

ジャンプなどを実施していく。初期の段階では難易度の低い単関節運動などから開始し，段階的に難易度を高めていくことで機能的な骨盤底筋群の収縮を獲得していくことが重要である(**図 2-4-17，図 2-4-18**)。骨盤底筋トレーニングによる骨盤底筋群の収縮は，日常的な生活場面に応用していく必要があり，家事や仕事，趣味，スポーツ活動などの最中に適切な骨盤底筋群の収縮が可能となるような機能的トレーニングが重要となる。

また，骨盤底筋トレーニングを実施していくにあたり，骨盤底筋群の機能向上を図るだけでなく，腹圧の上昇に対する収縮タイミングの習得も必要となる。Knack（ナック：コツという意味）は腹圧上昇時，および上昇前における意識的な骨盤底筋群の収縮を習得するための方法であり，選択的な骨盤底筋群の収縮を習得した段階で実施していく。具体的な例としては，意図的に咳嗽などの動作を実施させ，腹圧の上昇に対して骨盤底筋群を収縮させていく。また，姿勢に関しても段階的に抗重力位へと変化させながら負荷をかけていくことが重要である。実

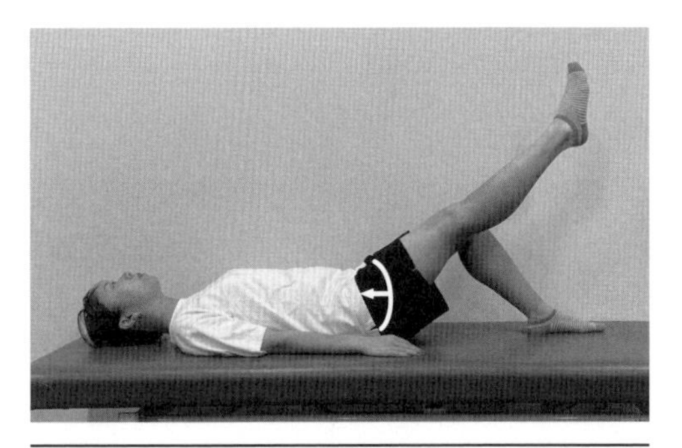

図 2-4-17　機能的な骨盤底筋トレーニング（背臥位での SLR）
背臥位で膝を立てた状態から骨盤底筋群を収縮させつつ一側下肢を挙上させる。

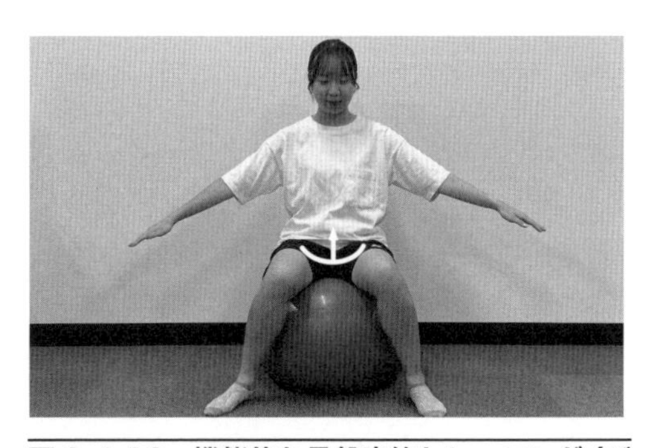

図 2-4-18　機能的な骨盤底筋トレーニング（バランスボール上座位）
バランスボール上座位で骨盤底筋群を収縮させつつ姿勢を保持させる。

際に，このような習慣を習得することで，介入開始から 1 週間という早期の段階から骨盤底機能障害の症状が著明に改善することが報告されている[49]。

(3) 内閉鎖筋に着目した骨盤底筋群の収縮の促通

内閉鎖筋は股関節周囲筋であるが，内閉鎖筋の筋膜肥厚部である肛門挙筋腱弓に肛門挙筋が付着していることから，内閉鎖筋の収縮が間接的に骨盤底筋群の収縮に影響を及ぼすと考えられている。そのため，選択的な骨盤底筋群の収縮が困難である場合には，内閉鎖筋を収縮させることで骨盤底筋群の収縮を促通することが可能である。

具体的な例としては，腹臥位の状態で股関節を内旋させた肢位から外旋するように指示し，運動方向に対して抵抗を加えながら内閉鎖筋を収縮させることで骨盤底筋群の収縮を促通していく（**図 2-4-19**）。実際に，シムス位（半腹臥位）で骨盤底筋群を収縮させた際の筋電図波形と，腹臥位で内閉鎖筋を収縮させた際の骨盤底筋群の筋電図波形を比較し，内閉鎖筋を収縮させた際の骨盤底筋群の活動電位がより高値を示すことが報告されている[50]。しかし，内閉鎖筋を収縮させていくうえで，対象としているのは骨盤底筋群であることを再認識する必要があり，骨盤底筋群の収縮を促通した後に選択的な収縮を習得させていくことが重要である。

(4) フィードバックの必要性

骨盤底筋群は体幹の深部に位置するインナーマッスルであり，骨盤底筋群の収縮方法を口頭で指導したとしても，約 25 ～ 50％の対象者は適切に骨盤底筋群を収縮させることが困難であることが報告されている[44, 45]。そのため，指導者は骨盤底筋トレーニングを実施する際に口頭での指導のみではなく，何らかの方法で骨盤底筋群の収縮を客観的に評価し，対象者にフィードバックしていく必要がある。

臨床的に実践されているフィードバックの方法としては，膣や肛門が締まる様子の視覚的観察や内診などがあげられるが，これらの方法は実際の臨床上で制限される場合が非常に多い。そこで，性別に関係なく簡便に利用できる方法として，尾骨や会陰体の触診が有用であり，薄

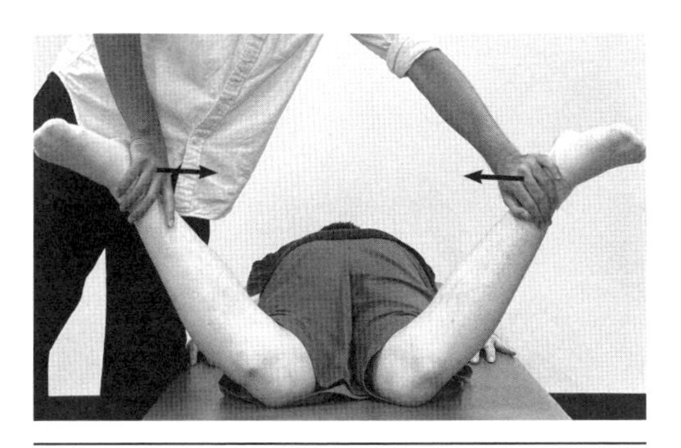

図 2-4-19　内閉鎖筋の収縮による骨盤底筋の収縮の促通
腹臥位で股関節を内旋させた肢位から外旋するように指示し，運動方向に対して抵抗を加えながら内閉鎖筋を収縮させることで骨盤底筋群の収縮を促通する。

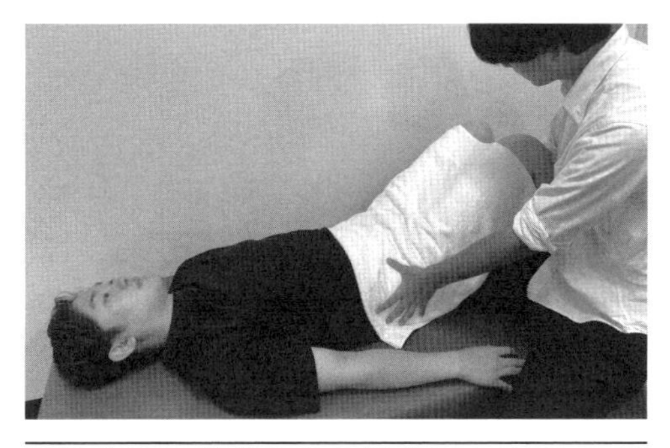

図 2-4-20　体表からの触診によるフィードバック
尾骨や会陰体を触診した状態で適切な収縮の可否をフィードバックする。

く柔らかい衣服の場合には，衣服を着用した状態であっても骨盤底筋群の収縮を確認することが可能である。尾骨には肛門挙筋をはじめとした骨盤底筋群が付着しており，骨盤底筋群の収縮による尾骨の運動が確認されていることからも[51)]，適切に収縮している場合には尾骨が屈曲方向へと移動するのを確認することが可能である。また，背臥位や側臥位の状態で会陰体を触診することによって，適切に骨盤底筋群が収縮しているかどうかを間接的に評価することが可能である。適切に収縮している場合には会陰体が上方へと移動するのに対し，収縮方法が誤っており，怒責をかけてしまっている場合には会陰体が下方へ押し出されるように移動するため，これらの鑑別からフィードバックを与えることが可能である。評価時の姿勢としては，背臥位，座位，立位などの各姿勢で確認しておく必要がある。実際に，背臥位などの除重力位では適切に収縮することが可能であるが，座位や立位などの抗重力位では収縮が困難な場合も多く見受けられる。また，これらの触診は対象者自身が自宅で収縮の可否を確認するための自己触診としても有用である。自宅での効果的なトレーニングの継続には，対象者自身が骨盤底筋群の収縮を自覚できることが重要であるため，積極的に触診するよう促していく必要がある（**図 2-4-20**）。

上記のほかにも，筋の収縮などを対象者に視覚的，または触覚的信号として伝達する方法をバイオフィードバックといい，膣内圧や直腸内圧を測定する圧力計，筋電図，超音波画像診断装置などが用いられている[52〜54)]。バイオフィードバックは対象者が自身の収縮の可否を客観的に把握でき，適切な収縮感覚を習得するうえで非常に有用である。また，トレーニングの効果を客観的に評価することが可能であるため，継続に対する意欲向上にも寄与すると考えられている。圧力計や筋電図は従来から使用されている方法であるが，膣や肛門から機器を挿入するため，対象者に心理的・身体的ストレスがかかることや，骨盤底筋群の収縮を物理的に阻害していることなどの問題が指摘されている。一方で，超音波画像診断装置は下腹部や会陰部にプローブを配置することにより，骨盤底筋群の形態的・機能的変化を視覚的に評価することが

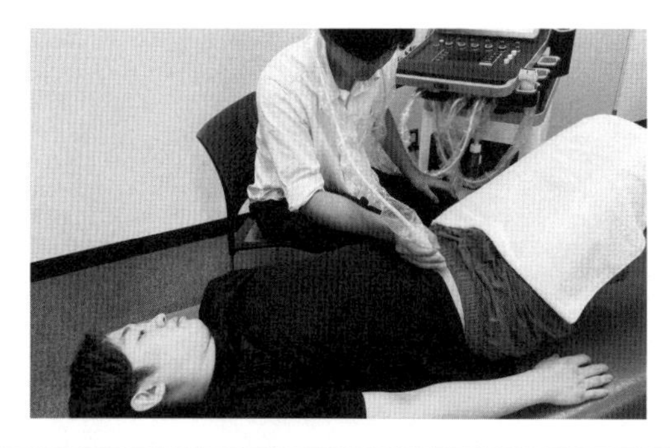

図 2-4-21　超音波画像診断装置によるバイオフィードバック
超音波画像診断装置は骨盤底筋群の収縮を物理的に阻害することなく，非侵襲的かつリアルタイムに評価することが可能であり，実際の骨盤底筋群の収縮の可否と対象者自身の収縮感覚を一致させていくうえで非常に有用なツールであるとされている。

可能であり，わが国でも 2010 年代以降，普及が進んできている。超音波画像診断装置では骨盤底筋群の収縮を物理的に阻害することなく，非侵襲的かつリアルタイムに評価することが可能であることから，圧力計や筋電図と比較して，より具体的かつ正確に骨盤底筋群の機能を評価することが可能であるとされている。実際に，骨盤底筋トレーニングの指導を受けたことがなく，適切な収縮が困難な女性に対して超音波画像診断装置によるバイオフィードバックを 5 分間実施することで，約 67％が適切な収縮を習得したとの報告[55)]もあり，実際の骨盤底筋群の収縮の可否と対象者自身の収縮感覚を一致させていくうえで非常に有用なツールであるとされている。また，わが国では機器の小型化や画質・操作性の向上によって，タブレット型の超音波画像診断装置なども普及しつつあり，バイオフィードバックによる骨盤底筋トレーニングは今後さらに一般化されていくと考える（**図 2-4-21**）。

(5) 骨盤底筋群トレーニングの注意点

骨盤底筋群を収縮させていく際に生じやすい代償運動として，腹筋群や殿筋群，股関節内転筋群の収縮などがあげられる。そのため，これらの筋が誤って過剰に収縮しないように，フィードバックを与えながら対象者に注意を促していく必要がある。必要に応じて対象者自身にも腹部や殿部を触知させ，代償運動が生じていないか確認させることも重要である。骨盤底筋群の収縮時に代償運動が生じる場合には，骨盤底筋群の選択的な収縮を習得できていない状態であり，適切な骨盤底筋群の収縮感覚が習得できているかどうか確認したうえで，選択的な収縮を促通していく必要がある。

また，骨盤底筋トレーニングを実施していくうえで，収縮だけでなく，完全な弛緩を意識するよう指導していくことも重要である。不完全な弛緩の状態で収縮に移行することで筋疲労が増大し，トレーニング効果が得られないだけでなく，会陰部や殿部の疼痛を引き起こす可能性があることから，十分な弛緩時間を確保する必要がある。骨盤底筋群の緊張が過度な場合には，排尿・排便時に過剰に腹圧を上昇させている可能性があり，骨盤底機能障害を悪化させる要因となる。そのため，骨盤底筋トレーニングを実施していくうえで完全な弛緩が可能かどうかについても確認していく必要がある。骨盤底筋群だけでなく全身を緊張させてしまう対象者には，リラックスした状態を維持するために，導入として腹式呼吸を指導するなどの工夫が必要である。

そして，骨盤底筋トレーニングを実施する際には，脳血管疾患や心疾患などの既往歴や合併症に応じたリスク管理が必要となる。骨盤底筋群の収縮時に呼吸を止めることで腹圧が過度に上昇し，骨盤底への負荷の増大や血圧上昇の危険性があるため，呼気に合わせて横隔膜の挙上と同時に骨盤底が挙上しやすい状態にしたうえで骨盤底筋群を収縮させるように指示していく。骨盤底筋群の選択的な収縮を習得した後は，声に出して数字を数えながら実施するなどの二重課題を指導していくことも有効である。また，実際の排尿中に尿を止めることは，残尿増加などの排尿機能への悪影響も考えられるため，実施しないよう指導しておく必要がある。妊婦では状態が安定している場合であっても，長時間の背臥位で子宮が下大静脈を圧迫し，結果として血圧が低下する危険があることから（仰臥位低血圧症候群），背臥位でのトレーニングは最低限にとどめ，側臥位でのトレーニングを取り入れるなどの工夫が必要である。

４．トレーニング効果

(1) 尿失禁に対するトレーニング効果

尿失禁に対する骨盤底筋トレーニングの作用機序は尿失禁の病態によって異なる。腹圧性尿失禁に対する骨盤底筋トレーニングの作用機序は，骨盤底筋群の機能向上や腹圧上昇時，および上昇前における意識的な骨盤底筋群の収縮を習得することによる尿道閉鎖圧の上昇である。一方で，切迫性尿失禁に対する骨盤底筋トレーニングの作用機序は，骨盤底筋群の筋機能向上や活性化による膀胱の相反的な抑制（膀胱内圧の低下）である。そのため，腹圧性尿失禁に対して骨盤底筋トレーニングを実施することで排尿路の閉鎖機能障害が改善し，尿禁制が可能になると考えられている[56)]。また，切迫性尿失禁に対して骨盤底筋トレーニングを実施することで，膀胱の蓄尿機能障害が改善し，尿禁制が可能になると考えられている[56)]。その他にも，骨盤底筋トレーニングによる骨盤底筋群の機能維持・向上によって，尿失禁の予防にも効果があるとされている。

(2) 骨盤臓器脱に対するトレーニング効果

骨盤臓器脱に対する骨盤底筋トレーニングの作用機序は，骨盤底筋群の機能向上による骨盤底の構造的な支持性の強化や，腹圧上昇時，および上昇前における意識的な骨盤底筋群の収縮を習得し，骨盤底を下降させないように習慣化させる行動変容である[56)]。そのため，骨盤臓器脱に対して骨盤底筋トレーニングを実施することで，骨盤底を正常な位置に保持し，骨盤内臓器の脱出を防止することが可能であると考えられている。骨盤臓器脱に対する骨盤底筋トレーニングは，軽度～中等度の脱出（POP−Q system によるステージⅠ～Ⅲ）の場合に症状や重症度を改善させる可能性があるとされている[57)]が，重度の脱出（POP–Q system によるステージⅣ）の場合にも，手術後における再発防止のために重要であるとされており，重症度にかかわらず，骨盤臓器脱を有する患者には骨盤底筋トレーニングが推奨されている。

(3) 運動パフォーマンスに対するトレーニング効果

骨盤底筋群は腹横筋，多裂筋，横隔膜とともに体幹のインナーユニットを形成し，単独ではなく1つのユニットとして協調的に作用すると考えられている。なかでも，骨盤底筋群と腹横筋は協同して収縮することが報告されており[58, 59)]，腹横筋が腹圧を上昇させる主要な役割を担っているのに対し，骨盤底筋群は上昇した腹圧に対して骨盤底を支持する役割を担っている。このような両者の関係から，腹横筋の収縮は骨盤底筋群への要求を高め，骨盤底筋群が同時に収縮することで腹圧の上昇に寄与するとされており，骨盤底筋群の機能向上は腹腔内圧の上昇による体幹の安定化に貢献すると考えられている。また，インナーユニットを形成する筋は，上下肢や体幹の運動に先行して活動を開始することが報告されている[60～62)]ことや，骨盤底機能障害を有する患者では，健常者と比較して姿勢アライメントが異なることが報告されており[63, 64)]，骨盤底筋群をはじめとしたインナーユニットの機能向上による体幹の安定化によって，骨盤底機能障害の予防・改善だけでなく，姿勢保持能力や運動パフォーマンスの向上にも寄与する可能性があると考えられている。

また本節では，骨盤底筋群と関連する下肢筋として内閉鎖筋に着目したが，肛門挙筋は足部から頚部にかけて，後脛骨筋，長内転筋・大内転筋，腸腰筋，横隔膜，頚長筋・頭長筋と筋膜連結していることが報告されている[65, 66)]。そのため，骨盤底筋トレーニングを実施することによって骨盤底筋群のみならず，骨盤底筋群と連結するさまざまな筋に影響を及ぼす可能性があると考えられている。しかしながら，姿勢保持能力や運動パフォーマンスに対する骨盤底筋トレーニングの効果を検討した研究はほとんどなく，今後より多くのエビデンスを集積していく必要がある。

5．エビデンス

治療に関するエビデンスには，論文のレベル（Ⅰ～Ⅴ：大規模な無作為化比較試験～後方視的な症例研究，専門家の意見），根拠のレベル（1～5：複数の大規模無作為化比較試験に裏づけられる～後方視的な症例研究，専門家の意見に裏づけられる），推奨のグレード（A～D：実施するよう強く勧められる～実施しないよう勧められる）などの評価があるが，本節では，実施にあたっての推奨グレードを用いて説明する。

(1) 女性の尿失禁に対するトレーニング効果のエビデンス

女性下部尿路症状診療ガイドライン[67)]において，尿失禁を有する女性に対する骨盤底筋トレーニングは有効であり，「推奨グレードA（実施するよう強く勧められる）」とされている。

また，国際禁制学会においても，尿失禁（腹圧性尿失禁，切迫性尿失禁）を有する女性に対する骨盤底筋トレーニングは，「推奨グレードA（実施するよう強く勧められる）」とされている[68]。複数の無作為化比較試験をまとめたシステマティックレビューでは，尿失禁を有する女性に対する骨盤底筋トレーニングは，対照群（無治療もしくは非積極的な治療）と比較した治癒率が5倍であり，腹圧性尿失禁においては8倍であったと報告されている[69]。尿失禁を有する女性を対象とした骨盤底筋トレーニングの効果については非常に多くの報告がされており，尿失禁の予防および改善に有効であることが示唆されている。以下にいくつかの研究の概要を説明する。

Dumoulinら[70]は，尿失禁（腹圧性尿失禁，混合性尿失禁）を有する女性362名（平均年齢67.9歳）を対象とした骨盤底筋トレーニングの効果について，個別指導と集団指導の比較を実施した。この研究では，対象者を個別指導群（184名）と集団指導群（178名）に無作為に割り付け，介入開始前に個別での骨盤底筋群の適切な収縮方法を指導したうえで，12週間（週5日）の教育指導と骨盤底筋トレーニングの指導を実施した。また，12週間の介入終了後は自宅で9ヵ月間（週3日）のプログラムを継続して実施するよう指導した。その結果，尿失禁エピソードの減少率は個別指導群で約70%，集団指導群で約74%であったと報告している。

Leongら[71]は，軽度から中等度の尿失禁（腹圧性尿失禁，切迫性尿失禁，混合性尿失禁）を有する女性55名(平均年齢74.3歳)を対象として，骨盤底筋トレーニングの効果を検討した。この研究では，対象者を介入群（27名）と対照群（28名）に無作為に割り付けた。介入群では個人指導による12週間（合計8回）の教育指導，骨盤底筋トレーニング，膀胱トレーニングなどを実施した。対照群では尿失禁の管理に関する情報が記載されたパンフレットの提供と教育指導のみを実施した。その結果，介入群では主観的な改善度や満足度が高く，1週間あたりの尿失禁エピソードの有意な減少（介入前11.0 ± 6.3，介入後1.0 ± 1.9）や，QOLを評価した指標であるIIQ–7の有意な改善（介入前7.6 ± 4.7，介入後1.1 ± 1.2）が認められたと報告している。

Kimら[72]は，尿失禁（腹圧性尿失禁，切迫性尿失禁，混合性尿失禁）を有する女性127名を対象として，骨盤底筋トレーニングの効果を検討した。この研究では，対象者を介入群（63名，平均年齢76.1歳）と対照群（64名，平均年齢75.7歳）に無作為に割り付けた。介入群では運動教室で12週間（週2日）のストレッチ（肩回しや腰回しなど），筋力トレーニング（大腿四頭筋と腹筋群），骨盤底筋トレーニングなどの複数の運動によって構成されたプログラムを実施した。また，12週間の介入終了後も7ヵ月間の追跡調査中は運動教室（月1回）に参加し，自宅でのプログラム（週3回以上）を継続して実施するよう指導した。対照群では12週間（月1回）の認知機能，骨粗鬆症，口腔衛生に関する教育指導のみを実施した。その結果，介入群における尿失禁エピソードに基づく治癒率は，介入終了後44.1%，追跡調査終了後39.3%であったのに対し，対照群では介入終了後，追跡調査終了後ともに1.6%であったと報告している。

Chiarelliら[73]は，産後女性676名を対象として，予防の観点から骨盤底筋トレーニングの効果を検討した。この研究では，対象者を介入群（348名）と対照群（328名）に無作為に割り付けた。介入群では8週間の骨盤底筋トレーニングをはじめとした行動療法を実施し，対照群では8週間の一般的な産後ケアを実施した。その結果，産後3ヵ月時点での尿失禁の罹患率は介入群が31.0％であったのに対し，対照群では38.4％であったと報告している。また，産後3ヵ月時点で重度の尿失禁と分類された割合は，介入群が10.1％であったのに対し，対照群では16.8％であったと報告している。

(2) 男性の尿失禁に対するトレーニング効果のエビデンス

男性下部尿路症状・前立腺肥大症診療ガイドライン[74]において，前立腺全摘出後に尿失禁を有する男性に対する骨盤底筋トレーニングは有効であり，「推奨グレードA（実施するよう強く勧められる）」とされている。また，国際禁制学会においても，前立腺全摘出術後に尿失禁を有する男性に対する骨盤底筋トレーニングは，「推奨グレードB（実施するよう勧められる）」とされている[68]。しかし，術後の骨盤底筋トレーニングでは術創部周囲の疼痛や収縮感覚の低下などの影響を受けることもあり，尿失禁の予防や早期改善を目的とした術前からの骨盤底筋トレーニングを実施し，術侵襲が加わる前から骨盤底筋群の収縮方法を確認することで，より早期からの尿禁制の獲得に寄与することが示唆されている。また，前立腺全摘出術後の尿失禁に対しては，術前や術直後からの骨盤底筋トレーニングが推奨されているが，前立腺全摘出術後に慢性化した尿失禁に対しても有効であることが示唆されている。以下にいくつかの研究の概要を説明する。

Yoshidaら[75]は，ロボット支援による腹腔鏡下前立腺全摘出術後に腹圧性尿失禁を発症した男性116名を対象として，術前からの超音波画像診断装置を併用した骨盤底筋トレーニングの効果を検討した。この研究では，対象者を超音波画像診断装置を併用した介入群（36名，平均年齢66.5歳）と口頭指導による介入群（80名，平均年齢66.5歳）に無作為に割り付けた。超音波画像診断装置を併用した介入群では術前に骨盤底の構造や尿失禁のメカニズムに関する情報が記載されたパンフレットを提供し，術前と術後（尿道カテーテル抜去後，術後1ヵ月時点）に超音波画像診断装置を併用した骨盤底筋トレーニングを指導した。口頭指導による介入群では，術後（尿道カテーテル抜去後）に同様のパンフレットを提供し，口頭による骨盤底筋トレーニングを指導した。その結果，尿禁制の獲得までに要した日数は，超音波画像診断装置を併用した介入群が75.6 ± 100.0日であったのに対し，口頭指導による介入群では121.8 ± 132.0日であったと報告している。

Goodeら[76]は，前立腺全摘出術後に1年以上持続した腹圧性尿失禁を有する男性患者208名（罹患期間1～17年）を対象として，骨盤底筋トレーニングの効果を検討した。この研究では，対象者を介入群（70名，平均年齢66.3歳）と対照群（68名，平均年齢66.9歳）に無作為に割り付けた（報告では表面筋電図によるバイオフィードバックと電気刺激を併用した介入群もあるが，ここでは省略する）。介入群では骨盤底の解剖や尿失禁に関する教育指導，8週間（月2回）の骨盤底筋トレーニングを指導し，自宅でのプログラムを毎日継続して実施するよう指導した。対照群では日誌のみを毎日継続して記入するよう指導した。その結果，介入終了後における尿失禁エピソードの減少率は，介入群が55％であったのに対し，対照群では24％であったと報告している。

(3) 骨盤臓器脱に対するトレーニング効果のエビデンス

骨盤臓器脱は古くから疾患として認知されていたにもかかわらず，明確なメカニズムが解明されていなかったということもあり，骨盤臓器脱に対する骨盤底筋トレーニングのエビデンスは非常に少なかった。しかし，解剖学的・組織学的な骨盤臓器脱のメカニズムが19世紀以降に解明されはじめ，近年では，骨盤臓器脱に対する骨盤底筋トレーニングの効果を検討した報告が増加傾向にある。産婦人科診療ガイドライン婦人科外来編2020 [77] において，骨盤臓器脱に対する骨盤底筋トレーニングは有効であり，「推奨グレードＢ（実施するよう勧められる）」とされている。また，国際禁制学会においても，骨盤臓器脱に対する骨盤底筋トレーニングは，「推奨グレードＡ（実施するよう強く勧められる）」とされている [68]。以下にいくつかの研究の概要を説明する。

Braekkenら [78, 79] は，軽度〜中等度（POP–Q systemによるステージⅠ〜Ⅲ）の骨盤臓器脱を有する女性109名を対象として，骨盤底筋トレーニングの効果を検討した。これらの研究では，対象者を介入群（59名，平均年齢49.4歳）と対照群（50名，平均年齢48.3歳）に無作為に割り付けた。介入群では生活習慣に対するアドバイスとknackの指導，個人の骨盤底筋群の機能に応じた６ヵ月間の骨盤底筋トレーニングの指導(介入開始〜３ヵ月:週１日，３〜６ヵ月：月２回）を実施し，自宅でのプログラムを毎日継続して実施するよう指導した。対照群では生活習慣に対するアドバイスとknackの指導のみを実施した。その結果，介入群では対照群と比較して，骨盤底筋群の筋厚の増加（介入群 +1.4 mm，対照群 −0.5 mm）や筋長の短縮（介入群 −5.1 mm，対照群 +1.0 mm），肛門挙筋裂孔の面積の狭小化（介入群 $-1.5\ cm^2$，対照群 $+0.3\ cm^2$）が認められたと報告している。また，介入群では対照群と比較して，膀胱（介入群 +2.3 mm, 対照群 −0.6 mm）および直腸（介入群 +4.4 mm, 対照群 −0.6 mm）の挙上とともに，アンケートによる症状や困窮度の改善が認められたと報告している。

Hagenら [80] は，軽度〜中等度（POP–Q systemによるステージⅠ〜Ⅲ）の骨盤臓器脱を有する女性447名を対象として，骨盤底筋トレーニングの効果を検討した。この研究では，対象者を介入群（225名，平均年齢56.2歳）と対照群（222名，平均年齢57.5歳）に無作為に割り付けた。介入群では骨盤臓器脱の生活習慣に関する情報が記載されたパンフレットの提供，knackの指導，16週間の骨盤底筋トレーニング指導（合計５回）を実施し，自宅での個別プログラムを毎日継続して実施するよう指導した。対照群では同様のパンフレットの提供のみであった。その結果，介入群は対照群と比較して，６ヵ月後（介入群 6.6 ± 5.1, 対照群 9.2 ± 5.8），12ヵ月後（介入群 5.7 ± 4.9，対照群 7.0 ± 5.4）の時点で，骨盤臓器脱の症状を評価した指標であるPOP–SSの改善が認められたと報告している。

また，Hagenら [81] は，軽度〜中等度（POP–Q systemのステージⅠ〜Ⅲ）の骨盤臓器脱を有する女性414名を対象として，骨盤底筋トレーニングのより長期的な効果を検討した。この研究では，対象者を介入群（207名，平均年齢46.4歳）と対照群（207名，平均年齢46.6歳）に無作為に割り付けた。介入群では上記の研究で用いたプロトコルに加え，16週間の介入終了後は年1回の経過観察，ピラティスによる骨盤底筋トレーニングの指導（6週間に1回）を実施した。対照群では同様のパンフレットの提供のみを実施した。その結果，介入群は対照群と比較して，介入後12ヵ月時点（介入群3.2 ± 3.5，対照群3.9 ± 3.7），介入後2年時点（介入群3.2 ± 3.4, 対照群4.2 ± 4.4）で, POP–SSの改善が認められたと報告している。

まとめ

本節では，骨盤底の構造や役割，対象となる疾患・状況について述べたうえで，骨盤底筋トレーニングの方法や効果について，これまでの報告で示されているエビデンスなども踏まえながら解説した。全体を通して，ケーゲル（Kegel）医師によって提唱された骨盤底筋トレーニングを基盤とした内容について述べたが, 近年では骨盤底（pelvic floor）とピラティス（Pilates）を掛け合わせた「pfilAtes™（ピフィラティス）」と呼ばれるトレーニング方法なども実践されており，通常の骨盤底筋トレーニングと比較して，全身の筋活動を促通し，より効率的に骨盤底筋群を収縮させることが可能であると報告されている[82)]。骨盤底筋トレーニングを実施していくうえで，適切な収縮感覚の習得や，選択的な収縮の習得は必要不可欠であるが，骨盤底筋群を単一に捉えるのではなく，周囲筋との関連性を考慮したうえで多角的な視点から捉えていくことが重要であると考えられる。

また，骨盤底筋トレーニングを継続して実施していくうえで，意欲の維持・向上は非常に重要である。Ouchiら[83)]は，対象者に骨盤底筋トレーニングの個別指導と自宅でのプログラムを実施させることで，骨盤底筋群の筋力強化と症状の軽減が認められたものの，介入開始から2年経過後では，症状の改善率の低下が認められたと報告している。長期的なトレーニングでは，自宅でのプログラムを実施する頻度が減少したり，途中で中断したりしてしまう例も多く見受けられ，その理由として，「トレーニングの方法を忘れてしまう」「収縮の方法がわからなくなってしまう」「効果の有効性が感じられなくなった」などがあげられている。また，医療従事者による定期的な指導があったほうが，骨盤底機能障害の自覚的な症状の改善が良好であったとの報告もある[84)]。これらのことから，指導者による定期的な骨盤底筋トレーニングの指導が必要であるとともに，いかに自宅でのプログラムを継続して実施させるかが，長期的な症状の改善に重要であると考えられる。プログラムを継続させるためには，対象者に骨盤底筋トレーニングを実施する必要性を理解してもらったうえで指導することや，自宅でのプログラムの実施状況，症状の経過などを日誌に記録し，対象者自身に変化を実感してもらうなど，意欲の低下の原因となる事柄の解決策を提案し，意欲の維持・向上を支援していくことが必要不可欠である。また，骨盤底筋トレーニングの個別指導後に集団指導の機会を設けることで，コミュニティーで相互に意欲を向上させていくことも重要である。

近年では，YouTube® をはじめとした動画投稿サイトやSNSの普及により，誰でも骨盤底筋トレーニングに関する情報を容易に収集することが可能である。また，スマートフォンやタブレット端末などのモバイルアプリケーションでは，音声ガイダンスや画像によって骨盤底筋トレーニングを説明する機能なども開発されており[85]，手軽にトレーニングを実施することが可能である。しかし，YouTube®に投稿された動画の内容や信頼性，品質を評価した研究では，約12％の動画に誤解を招く情報が含まれていたとの報告があり[86]，実際に骨盤底筋トレーニングを実施したが，効果が得られなかったと訴える例も見受けられる。また，モバイルアプリケーションの品質などを評価した研究では，対象としたアプリケーションの多くは品質が低く，無作為化比較試験によって評価されたものは１つのみであったと報告されている[87]。したがって，骨盤底筋トレーニングの効果を十分に得るためには，指導者のフィードバックによる段階的なトレーニングが必要であり，骨盤底筋群の機能を正確に評価することでのみ，個人の骨盤底機能に応じた最適な骨盤底筋トレーニングが可能となる。体幹の深部に位置し，骨盤下口の底面を形成している骨盤底筋群のトレーニングは，骨盤底機能障害の治療や予防のみならず，姿勢や動作の改善，さらには運動パフォーマンスなどにも寄与する可能性を秘めている。

文　献

1) Kegel AH: Progressive resistance exercise in the functional restoration of the perineal muscles. Am J Obstet Gynecol, 56: 238-248, 1948.
2) 秋田恵一 訳（Drake R 著）：グレイ解剖学，原著第４版．エルゼビア・ジャパン，東京，pp. 352-380, pp. 412-422, 2019.
3) 坂井建雄，松村讓兒 訳：プロメテウス解剖学アトラス 解剖学総論／運動器系，第３版．医学書院，東京，pp. 140-145, pp. 164-165, pp. 182-191, 2017.
4) 佐藤達夫，坂井建雄 監訳（Dalley AF II, Agur AMR 著）：臨床のための解剖学，第２版．メディカル・サイエンス・インターナショナル，東京，pp. 316-338, pp. 390-421, 2016.
5) Muro S, Suriyut J, Akita K: Anatomy of Cowper's gland in humans suggesting a secretion and emission mechanism facilitated by cooperation of striated and smooth muscles. Sci Rep, 11: 16705, 2021.
6) Smith WC: The levator ani muscle: its structure in man, and its comparative relationships. Anat Rec, 26: 175-203, 1923.
7) Akita K, Sakamoto H, Sato T: Muscles of the pelvic outlet in the rhesus monkey (Macaca mulatta) with special reference to nerve supply. Anat Rec, 241: 273-283, 1995.
8) Koyama W, Koyanagi A, Mihara S, et al.: Prevalence and conditions of urinary incontinence among the elderly. Methods Inf Med, 37: 151-155, 1998.
9) Kwon BE, Kim GY, Son YJ, et al.: Quality of life of women with urinary incontinence: a systematic literature review. Int Neurourol J, 14: 133-138, 2010.
10) Matsushida E, Okawa K, Ito Y, et al.: Characteristics of physical prefrailty among Japanese healthy older adults. Geriatr Gerontol Int, 17: 1568-1574, 2017.
11) Silva RRL, Coutinho JFV, Vasconcelos CTM, et al.: Prevalence of sarcopenia in older women with pelvic floor dysfunction. Eur J Obstet Gynecol Reprod Biol, 263: 159-163, 2021.
12) Thom DH, Haan MN, Van Den Eeden SK: Medically recognized urinary incontinence and risks of hospitalization, nursing home admission and mortality. Age Ageing, 26: 367-374, 1997.
13) 本間之夫：排尿に関する疫学的研究．日排尿機能会誌，14: 266-277, 2003.
14) 田尻后子，曽我部美恵子，田村一代，他：妊産褥婦の尿失禁に関する実態と関連要因について －妊娠期から産後１ヶ月までの調査より－．理療科会誌，25: 551-555, 2010.
15) 高岡智子，近藤好枝，小林康江，他：産後の下部尿路症状とQOLとの関連性：包括的尺度SF-12 ver.2を用いた検討．日助産会誌，31: 78-87, 2017.
16) 住野泰弘，三好みどり，三股浩光：腹圧性尿失禁の危険因子．産婦治療，91: 392 -395, 2005.
17) Hannestad YS, Rortveit G, Daltveit AK, et al.: Are smoking and other lifestyle factors associated with female urinary incontinence? The Norwegian EPINCONT Study. BJOG, 110: 247-254, 2003.
18) DeLancey JOL: The hidden epidemic of pelvic floor dysfunction: achievable goals for improved prevention and treatment. Am J Obstet Gynecol, 192: 1488-1495, 2005.

19) DeLancey JOL, Kearney R, Chou Q, et al.: The appearance of levator ani muscle abnormalities in magnetic resonance images after vaginal delivery. Obstet Gynecol, 101: 46-53, 2003.
20) Teasdale TA, Taffet GE, Luchi RJ, et al.: Urinary incontinence in a community-residing elderly population. J Am Geriatr Soc, 36: 600-606, 1988.
21) Saultan AH, Kamm MA, Hudson CN, et al.: Pudendal nerve damage during labour: prospective study before and after childbirth. Br J Obstet Gynecol, 101: 22-28, 1994.
22) Goldstick O, Constantini N: Urinary incontinence in physically active women and female athletes. Br J Sports Med, 48: 296-298, 2014.
23) 気仙沼市立病院：前立腺癌の診断と治療.
https://www.kesennuma-hospital.jp/clinic/hinyouki/zenritsusen/（2024 年 4 月 14 日閲覧）
24) Silva LA, Andriolo RB, Atallah ÁN, et al.: Surgery for stress urinary incontinence due to presumed sphincter deficiency after prostate surgery. Cochrane Database Syst Rev, 2014: CD008306, 2014.
25) Arai Y, Kaiho Y, Takei M, et al.: Burden of male stress urinary incontinence: a survey among urologists in Japan. Int J Urol, 16: 915-917, 2009.
26) 西本　寛，松田智大，柴田亜希子，他 編：全国がん罹患モニタリング集計 2010 年罹患数・率報告．国立がん研究センター，がん対策情報センター，東京，p. 41，2014.
27) 国立がん研究センター：がん情報サービス がん種別統計情報 前立腺.
https://ganjoho.jp/reg_stat/statistics/stat/cancer/20_prostate.html（2023 年 9 月 6 日閲覧）.
28) Shamliyan TA, Wyman JF, Ping R, et al.: Male urinary incontinence: prevalence, risk factors, and preventive interventions. Rev Urol, 11: 145-165, 2009.
29) Wei Y, Wu Y, Lin M, et al.: Impact of obesity on long-term urinary incontinence after radical prostatectomy: a meta-analysis. Biomed Res Int, 2018: 8279523, 2018.
30) Goldenberg MG, Goldenberg L, Grantcharov TP: Surgeon performance predicts early continence after pobot-assisted radical prostatectomy. J Endourol, 31: 858-863, 2017.
31) 岡添　誉：骨盤臓器脱．泌尿器 Care&Cure Uro-Lo，24: 207-214, 2019.
32) Olsen AL, Smith VJ, Bergstrom JO, et al.: Epidemiology of surgically managed pelvic organ prolapse and urinary incontinence. Obstet Gynecol, 89: 501-506, 1997.
33) Bump RC, Mattiasson A, Bø K, et al.: The standardization of terminology of female pelvic organ prolapse and pelvic floor disfunction. Am J Obstet Gynecol, 175: 10-17, 1996.
34) Norton PA: Pelvic floor disorders: the role of fascia and ligaments. Clin Obstet Gynecol, 36: 926-938, 1993.
35) Mant J, Painter R, Vessey M: Epidemiology of genital prolapse: observations from the Oxford Family Planning Association Study. Br J Obstet Gynaecol, 104: 579-585, 1997.
36) Bump RC, Norton PA: Epidemiology and natural history of pelvic floor dysfunction. Obstet Gynecol Clin North Am, 25: 723-746, 1998.
37) Ashikari A, Suda T, Miyazato M: Collagen type 1A1, type 3A1, and LOXL1/4 polymorphisms as risk factors of pelvic organ prolapse. BMC Res Notes, 14: 15, 2021.
38) Samimi P, Jones SH, Giri A: Family history and pelvic organ prolapse: a systematic review and meta-analysis. Int Urogynecol J, 32: 759-774, 2021.
39) Kato J, Nagata C, Miwa K, et al.: Pelvic organ prolapse and Japanese lifestyle: prevalence and risk factors in Japan. Int Urogynecol J, 33: 47-51, 2022.
40) Ellerkmann RM, Cundiff GW, Melick CF, et al.: Correlation of symptoms with location and severity of pelvic organ prolapse. Am J Obstet Gynecol, 185: 1332-1337, 2001.
41) Slieker-ten Hove MC, Pool-Goudzwaard AL, Eijkemans MJ, et al.: The prevalence of pelvic organ prolapse symptoms and signs and their relation with bladder and bowel disorders in a general female population. Int Urogynecol J Pelvic Floor Dysfunct, 20: 1037-1045, 2009.
42) Jelovsek JE, Barber MD: Women seeking treatment for advanced pelvic organ prolapse have decreased body image and quality of life. Am J Obstet Gynecol, 194: 1455-1461, 2006.
43) Gosling JA: The structure of the bladder neck, urethra and pelvic floor in relation to female urinary incontinence. Int Urogynecol J Pelvic Floor Dysfunct, 7: 177-178, 1996.
44) Bump RC, Hurt WG, Fantl JA, et al.: Assessment of Kegel exercise performance after brief verbal instruction. Am J Obstet Gynecol, 165: 322-327, 1991.
45) Thompson JA, O'Sullivan PB: Levator plate movement during voluntary pelvic floor muscle contraction in subjects with incontinence and prolapse: a cross-sectional study and review. Int Urogynecol J Pelvic Floor Dysfunct, 14: 84-88, 2003.

46）Laycock J, Jerwood D: Pelvic floor muscle assessment: the PERFECT scheme. Physiotherapy, 87: 631-642, 2001.
47）津山直一，中村耕三 訳：新・徒手筋力検査法，原著第 10 版．協同医書出版社，東京，pp. 87-88, 2020.
48）Borello-France DF, Zyczynski HM, Downey PA, et al.: Effect of pelvic-floor muscle exercise position on continence and quality-of-life outcomes in women with stress urinary incontinence. Phys Ther, 86: 974-986, 2006.
49）Miller JM, Ashton-Miller JA, DeLancey JO: A pelvic muscle precontraction can reduce cough-related urine loss in selected women with mild SUI. J Am Geriatr Soc, 46: 870-874, 1998.
50）槌野正裕：骨盤底筋と姿勢，股関節との関係．理学療法ジャーナル，55: 642-646, 2021.
51）平野正広，秋山純和，加藤崇洋，他：核磁気共鳴画像を用いた男性における骨盤底筋トレーニングの解析．理療科，27: 41-46, 2012.
52）Aksac B, Aki S, Karan A, at al.: Biofeedback and pelvic floor exercises for the rehabilitation of urinary stress incontinence. Gynecol Obstet Invest, 56: 23-27, 2003.
53）Burns PA, Pranikoff K, Nochajski TH, et al.: A comparison of effectiveness of biofeedback and pelvic muscle exercise treatment of stress incontinence in older community-dwelling women. J Gerontol, 48: M167-M174, 1993.
54）Berghmans LC, Frederiks CM, de Bie RA, et al.: Efficacy of biofeedback, when included with pelvic floor muscle exercise treatment, for genuine stress incontinence. Neurourol Urodyn, 15: 37-52, 1996.
55）Dietz HP, Wilson PD, Clarke B: The use of perineal ultrasound to quantify levator activity and teach pelvic floor muscle exercises. Int Urogynecol J Pelvic Floor Dysfunct, 12: 166-168, 2001.
56）Bø K: Pelvic floor muscle training is effective in treatment of female stress urinary incontinence, but how does it work? Int Urogynecol J Pelvic Floor Dysfunct, 15: 76-84, 2004.
57）Bureau M, Carlson KV: Pelvic organ prolapse: a primer for urologists. Can Urol Assoc J, 11: S125-S130, 2017.
58）Sapsford RR, Hodges PW: Contraction of the pelvic floor muscles during abdominal maneuvers. Arch Phys Med Rehabil, 82: 1081-1088, 2001.
59）Sapsford RR, Hodges PW, Richardson CA, et al.: Co-activation of the abdominal and pelvic floor muscles during voluntary exercises. Neurourol Urodyn, 20: 31-42, 2001.
60）Hodges PW, Richardson CA: Contraction of the abdominal muscles associated with movement of the lower limb. Phys Ther, 77: 132-142, 1997.
61）Hodges PW, Eriksson AE, Shirley D, et al.: Intra-abdominal pressure increases stiffness of the lumbar spine. J Biomech, 38: 1873-1880, 2005.
62）Smith MD, Coppieters MW, Hodges PW: Postural activity of the pelvic floor muscles is delayed during rapid arm movements in women with stress urinary incontinence. Int Urogynecol J Pelvic Floor Dysfunct, 18: 901-911, 2007.
63）Sapsford RR, Richardson CA, Maher CF, et al.: Pelvic floor muscle activity in different sitting postures in continent and incontinent women. Arch Phys Med Rehabil, 89: 1741-1747, 2008.
64）田舎中真由美：骨盤臓器下垂・脱に対する理学療法．PT ジャーナル，47: 875-878, 2013.
65）小川大輔 訳：筋膜マニピュレーション 理論編 筋骨格系疼痛治療，原著第２版．医歯薬出版，東京，p. 118, 2015.
66）板場秀行，石井慎一郎 訳：アナトミー・トレイン 徒手運動療法のための筋膜経線，第４版．医学書院，東京，pp. 201-227, 2015.
67）日本排尿機能学会，日本泌尿器科学会 編：女性下部尿路症状診療ガイドライン，第２版．リッチヒルメディカル，東京，pp. 128-134, 2019.
68）Abrams P, Linda C, Adrian W, et al. eds.: Incontinence. 6th edition, International Continence Society, Bristol UK, 2017.
69）Dumoulin C, Cacciari LP, Hay-Smith EJ: Pelvic floor muscle training versus no treatment, or inactive control treatments, for urinary incontinence in women. Cochrane Database Syst Rev, 10: CD005654, 2018.
70）Dumoulin C, Morin M, Danieli C, et al.: Group-based vs individual pelvic floor muscle training to treat urinary incontinence in older women: a randomized clinical trial. JAMA Intern Med, 180: 1284-1293, 2020.
71）Leong BS, Mok NW: Effectiveness of a new standardised urinary continence physiotherapy progrmme for community-dwelling older women in Hong Kong. Hong Kong Med J, 21: 30-37, 2015.

72) Kim H, Yoshida H, Suzuki T: The effects of multidimensional exercise treatment on community-dwelling elderly Japanese women with stress, urge, and mixed urinary incontinence: a randomized controlled trial. Int J Nurs Stud, 48: 1165-1172, 2011.
73) Chiarelli P, Cockburn J: Promoting urinary continence in women after delivery: randomized controlled trial. BMJ, 324: 1241, 2002.
74) 日本泌尿器科学会 編：男性下部尿路症状・前立腺肥大症診療ガイドライン．リッチヒルメディカル，東京，pp. 99-100. 2017.
75) Yoshida M, Matsunaga A, Igawa Y, et al.: May perioperative ultrasound-guided pelvic floor muscle training promote early recovery of urinary continence after robot-assisted radical prostatectomy? Neurourol Urodyn, 38: 158-164, 2019.
76) Goode PS, Burgio KL, Johnson TM 2nd, et al.: Behavioral therapy with or without biofeedback and pelvic floor electrical stimulation for persistent postprostatectomy incontinence: a randomized controlled trial. JAMA, 305: 151-159, 2011.
77) 日本産婦人科学会，日本産婦人科医会 編：産婦人科診療ガイドライン 婦人科外来編 2020．日本産婦人科学会，東京，pp. 226-227, 2020.
78) Braekken IH, Majida M, Engh ME, et al.: Morphological changes after pelvic floor muscle training measured by 3-dimentional ultrasonography: a randomized controlled trial. Obstet Gynecol, 115: 317-324, 2010.
79) Braekken IH, Majida M, Engh ME, et al.: Can pelvic floor muscle training reverse pelvic organ prolapse and reduce prolapse symptoms? An assessor-blinded, randomized, controlled trial. Am J Obstet Gynecol, 203: 170, 2010.
80) Hagen S, Stark D, Glazener C, et al.: Individualised pelvic floor muscle training in women with pelvic organ prolapse (POPPY): a multicentre randomized controlled trial. Lancet, 383: 796-806, 2014.
81) Hagen S, Glazener C, McClurg D, et al.: Pelvic floor muscle training for secondary prevention of pelvic organ prolapse (PREVPROL): a multicentre randomized controlled trial. Lancet, 389: 393-402, 2017.
82) 井上左央里：シニア女性への機能的骨盤底筋トレーニング–「pfilAtes™」を通じて．臨床スポーツ医学，37: 74-81, 2020.
83) Ouchi M, Kitta T, Kanno Y, et al.: Medium-term follow-up after supervised pelvic floor muscle training for patients with anterior vaginal wall prolapse. Eur J Obstet Gynecol Reprod Biol, 225: 95-100, 2018.
84) Hay-Smith EJ, Herderschee R, Dumoulin C, et al.: Comparisons of approaches to pelvic floor muscle training for urinary incontinence in women. Cochrane Database Syst Rev, 12: CD009508, 2011.
85) Latorre GFS, de Fraga R, Seleme MR, et al.: An ideal e-health system for pelvic floor muscle training adherence: systematic review. Neurourol Urodyn, 38: 63-80, 2019.
86) Culha Y, Ak ES, Merder E, et al.: Analysis of the YouTube videos on pelvic floor muscle exercise training in terms of their reliability and quality. Int Urol Nephrol, 53: 1-6, 2021.
87) Ho L, Macnab A, Matsubara Y, et al.: Rating of pelvic floor muscle training mobile applications for treatment of urinary iIncontinence in women. Urology, 150: 92-98, 2021.

（小澤　和祥）

索　引

【さ行】

【な行】

【は行】

【欧　文】

■ **編著者紹介**

佐々木　誠（秋田大学大学院医学系研究科保健学専攻理学療法学講座准教授）
国立仙台病院附属リハビリテーション学院　卒業
駒澤大学経済学部経済学科　卒業
東北大学大学院医学系研究科障害科学専攻内部障害学分野博士課程　修了（障害科学博士）
聖マリアンナ医科大学病院リハビリテーション部，仙台医療技術専門学校理学療法学科，
秋田大学医学部保健学科准教授を経て現在にいたる
理学療法士，呼吸療法認定士

田口　晶子（介護老人保健施設ニコニコ苑リハビリテーション部）
愛知県立大学外国語学部仏語学科　卒業
秋田大学医学部保健学科理学療法学専攻　卒業
秋田大学大学院教育学研究科学校教育専攻心理教育実践専修修士課程　修了（教育学修士）
医療法人久幸会，秋田リハビリテーション学院を経て現在にいたる
理学療法士

インナーマッスルトレーニング
– 障害予防・リハビリテーション・パフォーマンス向上のために –　＜検印省略＞

2024年7月17日　第1版　第1刷

編著者　佐々木　誠
　　　　田口　晶子
発行者　腰塚　雄壽
発行所　有限会社ナップ
　　　　〒111-0056　東京都台東区小島1-7-13 NKビル
　　　　TEL 03-5820-7522／FAX 03-5820-7523
　　　　ホームページ　http://www.nap-ltd.co.jp/
装　丁　有限会社 A-link
印　刷　三報社印刷株式会社

ISBN978-4-905168-80-5